A savoir

avant d'être

Aide-Soignant

en

Orthopédie

MARTIN STERLING

Table des matières

« Le service d'orthopédie est bien plus qu'un lieu de soin des fractures et des articulations ; c'est un espace où chaque mouvement, chaque geste, est une promesse de rétablissement. Pour l'aide-soignant, chaque acte quotidien, aussi discret soit-il, participe à redonner au patient la dignité de sa mobilité, la confiance en son corps et l'espoir d'une vie sans douleur. »

Chapitre 1

Introduction à l'orthopédie et au rôle de l'aide-soignant

- **Définition de l'orthopédie** : Vue d'ensemble des pathologies orthopédiques (fractures, arthroplasties, scolioses, etc.)

L'orthopédie est une spécialité médicale qui se consacre à l'étude, la prévention, le diagnostic et le traitement des affections touchant le système musculo-squelettique. Cela inclut les os, les articulations, les muscles, les tendons et les ligaments, ainsi que les nerfs périphériques qui interagissent avec ces structures. Ce domaine englobe une large gamme de pathologies, allant des fractures osseuses aux maladies dégénératives articulaires, en passant par les déformations vertébrales et les lésions des tissus mous.

Parmi les pathologies les plus courantes traitées en orthopédie, les fractures occupent une place centrale. Elles surviennent lorsque l'os est soumis à une force supérieure à sa capacité de résistance, entraînant une rupture partielle ou complète. Les fractures peuvent varier en termes de gravité, de localisation et de type. Certaines, comme les fractures simples ou fermées, impliquent une rupture proprement dite de l'os sans ouverture cutanée, tandis que d'autres, comme les fractures ouvertes, sont plus complexes car elles s'accompagnent d'une brèche dans la peau, exposant l'os et augmentant le risque d'infection. Chaque type de fracture requiert une prise en charge adaptée, allant de l'immobilisation par plâtre à des interventions chirurgicales complexes avec pose de matériel d'ostéosynthèse.

Les arthroplasties, ou prothèses articulaires, sont également courantes en orthopédie. Elles sont souvent indiquées dans les cas de maladies dégénératives des articulations, telles que l'arthrose ou la polyarthrite rhumatoïde, lorsque les traitements conservateurs ne permettent plus de soulager la douleur ou de préserver la fonction articulaire. L'arthroplastie consiste à remplacer une articulation endommagée, souvent la hanche ou le genou, par une prothèse artificielle. Cette intervention permet de rétablir la mobilité et d'améliorer considérablement la qualité de vie des patients. Cependant, la rééducation post-opératoire et la gestion des complications éventuelles, telles que les infections ou les descellements prothétiques, exigent un suivi rigoureux.

L'orthopédie ne se limite pas aux adultes et à la gestion des fractures ou des pathologies liées à l'âge. Elle inclut également le traitement des déformations congénitales et acquises, notamment la scoliose. Cette déformation tridimensionnelle de la colonne vertébrale se manifeste par une courbure latérale anormale et peut toucher les enfants et les adolescents, mais aussi progresser à l'âge adulte si elle n'est pas correctement traitée. La scoliose peut être idiopathique, c'est-à-dire sans cause identifiable, ou être secondaire à d'autres pathologies neuromusculaires. Le traitement dépend de la gravité de la courbure et peut aller de la simple surveillance et kinésithérapie à la pose de corsets ou à la chirurgie dans les cas plus avancés.

Enfin, l'orthopédie s'intéresse aux lésions des tissus mous, telles que les tendinites, les déchirures ligamentaires ou les bursites. Ces pathologies touchent les structures qui entourent les os et les articulations et sont souvent causées par des surcharges mécaniques répétitives ou des traumatismes. Les tendinites, par exemple, sont des inflammations des tendons, qui sont des structures robustes mais vulnérables, reliant les muscles aux os. Les déchirures des ligaments, comme celles du ligament croisé antérieur du genou, sont des blessures fréquentes chez les sportifs et nécessitent souvent une intervention chirurgicale suivie d'une rééducation intensive pour retrouver une fonctionnalité normale.

L'orthopédie est ainsi une discipline vaste qui nécessite une prise en charge multidimensionnelle des patients. Elle conjugue des traitements conservateurs, tels que la rééducation fonctionnelle et l'usage d'orthèses, à des interventions chirurgicales souvent complexes. Au-delà des aspects techniques, c'est une spécialité où la gestion de la douleur, la réadaptation et l'accompagnement psychologique jouent des rôles cruciaux dans la récupération des patients. Le travail en équipe pluridisciplinaire, intégrant aide-soignants, infirmiers, kinésithérapeutes et chirurgiens, est essentiel pour assurer une prise en charge globale et efficace dans un contexte où chaque patient présente des besoins spécifiques et un parcours de soin unique.

- **Place de l'aide-soignant en orthopédie** : Définition du rôle, champ d'action et responsabilités

L'aide-soignant en service d'orthopédie occupe une place centrale dans le parcours de soin des patients, jouant un rôle essentiel dans l'accompagnement quotidien, la prise en charge des besoins fondamentaux et le soutien psychologique des personnes souffrant de pathologies musculo-squelettiques. En tant que premier contact direct avec le patient, l'aide-soignant est souvent celui qui observe et répond aux besoins immédiats, tout en assurant une surveillance constante de l'évolution clinique.

Le rôle de l'aide-soignant en orthopédie s'articule autour de trois axes principaux : le soutien dans les soins de base, l'assistance aux équipes médicales et la relation de confiance établie avec les patients.

Tout d'abord, l'aide-soignant est responsable des soins de base, qui englobent un large éventail de tâches indispensables au bien-être des patients. Qu'il s'agisse de l'hygiène corporelle, de l'aide à l'habillage ou de l'accompagnement dans les activités quotidiennes comme les repas, ces gestes revêtent une importance capitale, surtout en orthopédie où de nombreux patients sont immobilisés ou limités dans leurs mouvements. Le soin apporté à la toilette est, par exemple, une des actions les plus fréquentes et délicates. Il ne s'agit pas simplement d'un acte d'hygiène, mais aussi d'une manière de prévenir les complications liées à l'immobilisation, telles que les escarres ou les infections cutanées. L'aide-soignant veille ainsi à l'intégrité physique du patient, tout en lui offrant un confort indispensable à sa récupération.

En plus des soins de base, l'aide-soignant en orthopédie joue un rôle déterminant dans l'assistance aux autres membres de l'équipe soignante. Il participe à la mobilisation des patients, un aspect crucial dans un service où les personnes opérées ou blessées sont souvent alitées pendant de longues périodes. La mobilisation passive ou active des patients permet de prévenir la formation de thromboses, d'escarres ou de raideurs articulaires, mais elle doit être réalisée avec une précision et une attention particulières pour éviter d'aggraver les blessures existantes. L'aide-soignant travaille donc en étroite collaboration avec les kinésithérapeutes et les infirmiers pour garantir des mobilisations sécurisées et adaptées à chaque patient.

Le champ d'action de l'aide-soignant ne se limite pas à ces gestes techniques. Il joue également un rôle clé dans l'observation clinique et la transmission des informations aux infirmiers et médecins. Les patients orthopédiques, souvent soumis à des interventions chirurgicales ou en rééducation pour des fractures ou des prothèses, nécessitent une surveillance rigoureuse des signes de complications, qu'elles soient liées à l'immobilisation, aux dispositifs orthopédiques (plâtres, attelles, etc.), ou aux suites opératoires. En étant attentif aux signes tels que l'apparition de douleurs anormales, de rougeurs, d'enflures ou de fièvre, l'aide-soignant peut alerter rapidement l'équipe médicale et ainsi prévenir des complications graves comme les infections ou les thromboses. Cette vigilance constante fait de l'aide-soignant un maillon essentiel dans la chaîne de soins.

Par ailleurs, la prise en charge orthopédique est souvent marquée par la douleur, qu'elle soit aiguë ou chronique, et l'aide-soignant a un rôle actif dans la gestion de cette douleur. En plus de participer à l'administration des traitements prescrits par l'équipe médicale, il veille à appliquer des méthodes non médicamenteuses pour soulager les patients, comme l'ajustement de la position du corps, l'utilisation d'oreillers pour soutenir les membres blessés ou encore des techniques de relaxation pour apaiser les tensions musculaires. Le soutien apporté par l'aide-soignant va bien au-delà du simple soin corporel : il permet également de rassurer le patient, de l'accompagner dans ses moments de vulnérabilité et de favoriser son bien-être global.

Enfin, l'aide-soignant en orthopédie est souvent celui qui passe le plus de temps auprès du patient, tissant ainsi une relation de confiance précieuse pour la convalescence. Contrairement aux interventions ponctuelles des médecins ou des kinésithérapeutes, l'aide-soignant assure une présence continue. Cette proximité lui permet d'instaurer un dialogue régulier avec le patient, d'écouter ses préoccupations et de le soutenir moralement. Ce rôle psychologique est fondamental, car les patients en orthopédie, confrontés à des pertes de mobilité et à des douleurs parfois sévères, peuvent éprouver des sentiments de frustration, d'anxiété ou de dévalorisation. L'aide-soignant, par son écoute active et sa bienveillance, aide à apaiser ces souffrances psychologiques et à restaurer la confiance du patient en son propre corps et dans le processus de guérison.

- **Différence entre aide-soignant et infirmier en orthopédie** : Collaboration interdisciplinaire et répartition des tâches

En orthopédie, la distinction entre le rôle de l'aide-soignant et celui de l'infirmier est bien définie, mais leur collaboration étroite est essentielle pour assurer une prise en charge complète et de qualité des patients. Chaque métier a des responsabilités spécifiques, mais ces deux professionnels de santé travaillent main dans la main, s'appuyant sur leurs compétences complémentaires pour répondre aux besoins variés des patients, souvent confrontés à des pathologies complexes et à des limitations physiques importantes.

L'aide-soignant, au cœur de l'accompagnement quotidien des patients, se concentre principalement sur les soins de base et le bien-être des malades. Il assure les actes essentiels de la vie quotidienne tels que la toilette, l'habillage, l'aide à l'alimentation et la mobilisation. En orthopédie, ces soins prennent une importance particulière, car beaucoup de patients sont immobilisés ou éprouvent des difficultés à se mouvoir en raison de fractures, d'interventions chirurgicales ou de pathologies articulaires. L'aide-soignant joue ainsi un rôle primordial dans le maintien de l'hygiène corporelle, la prévention des escarres et la mobilisation passive ou active, nécessaire pour éviter la perte musculaire et encourager la rééducation. Son action est concrète et immédiate, dans le but d'assurer le confort et la dignité du patient au quotidien.

De son côté, l'infirmier en orthopédie assume des responsabilités plus techniques et liées aux soins médicaux spécifiques. Il est responsable de la préparation et de l'administration des traitements, que ce soit sous forme de médicaments, d'injections ou de perfusions. L'infirmier prend également en charge les soins post-opératoires, tels que le suivi des plaies chirurgicales, le changement des pansements, la surveillance des drains ou encore la gestion des dispositifs médicaux comme les cathéters. En orthopédie, l'infirmier est particulièrement attentif à la prévention des complications post-opératoires comme les infections, les thromboses ou les embolies pulmonaires, en surveillant de près les signes cliniques et en intervenant rapidement en cas de besoin.

En termes de répartition des tâches, l'aide-soignant est souvent le premier à repérer des signes de malaise ou d'inconfort chez le patient, du fait de sa proximité quotidienne avec lui. Par exemple, s'il constate une augmentation anormale de la douleur ou l'apparition de rougeurs autour d'un plâtre, il transmet rapidement l'information à l'infirmier. Ce dernier évaluera la situation et prendra les mesures nécessaires, en adaptant les soins ou en alertant le médecin en cas de complications graves. Cette communication fluide entre l'aide-soignant et l'infirmier est essentielle pour assurer une surveillance continue et une prise en charge réactive des patients.

L'infirmier a également un rôle pédagogique important. Il explique aux patients les traitements qu'ils reçoivent, les soins qu'ils vont suivre et les gestes à adopter pour favoriser leur rétablissement. En orthopédie, cette dimension éducative est cruciale, notamment après des interventions comme les arthroplasties (prothèses articulaires) ou les réductions de fractures, où les patients doivent souvent suivre des consignes strictes de mobilisation et de rééducation. L'infirmier peut travailler en collaboration avec l'aide-soignant pour s'assurer que les patients comprennent et respectent ces recommandations, en adaptant les soins quotidiens et les conseils pour optimiser la récupération fonctionnelle.

La collaboration interdisciplinaire entre ces deux professions s'étend également aux moments critiques du parcours de soins, notamment pendant les situations d'urgence ou lors des interventions post-opératoires complexes. Par exemple, après une intervention chirurgicale orthopédique, le patient peut nécessiter une surveillance étroite pour prévenir les complications, et l'aide-soignant, en assurant des gestes simples mais essentiels comme la mobilisation précoce ou la réhydratation, contribue activement à ce suivi. L'infirmier, quant à lui, effectue des actes techniques plus avancés, comme le contrôle des constantes vitales, l'administration des analgésiques et la gestion des plaies, en se basant souvent sur les observations rapportées par l'aide-soignant. Ce travail d'équipe permet d'offrir aux patients une prise en charge complète et cohérente, en tenant compte de l'ensemble de leurs besoins, qu'ils soient physiques, médicaux ou psychologiques.

La complémentarité entre l'aide-soignant et l'infirmier repose donc sur une répartition claire des compétences et des responsabilités, mais également sur une coordination étroite au sein de l'équipe soignante. Cette interdépendance favorise une qualité de soin optimale en orthopédie, où les patients nécessitent à la fois des soins techniques pointus et un accompagnement humain permanent. Chacun de ces professionnels apporte sa propre expertise au service du patient, en respectant les limites de son rôle, tout en étant capable de coopérer pour réagir rapidement aux imprévus ou aux changements dans l'état de santé du patient.

- **Impact psychologique des pathologies orthopédiques sur les patients** : Le rôle du soutien émotionnel de l'aide-soignant

Les pathologies orthopédiques, qu'elles soient le résultat d'un traumatisme aigu ou d'une maladie dégénérative, ont un impact profond non seulement sur le corps, mais aussi sur le mental des patients. L'immobilisation, la douleur chronique, la perte de mobilité et les interventions chirurgicales lourdes créent souvent un sentiment de vulnérabilité, d'impuissance, voire de frustration. Dans ce contexte, l'aide-soignant joue un rôle déterminant, non seulement dans les soins physiques, mais surtout dans le soutien émotionnel, essentiel à la guérison et au bien-être psychologique des patients.

L'impact psychologique des pathologies orthopédiques est souvent sous-estimé. Pourtant, les patients souffrant de fractures graves, de prothèses articulaires ou de scolioses doivent non seulement affronter des douleurs physiques, mais aussi faire face à des bouleversements émotionnels considérables. La perte temporaire ou permanente de mobilité, par exemple, est source d'anxiété et de détresse. Les patients, autrefois autonomes, se retrouvent parfois dépendants des autres pour accomplir les tâches les plus simples du quotidien, comme se lever, se laver ou marcher. Cette dépendance, surtout lorsque l'on est immobilisé pour de longues périodes, peut entraîner un sentiment de perte de contrôle sur son propre corps, menant parfois à des états dépressifs ou à une diminution de l'estime de soi.

Dans ce cadre, l'aide-soignant devient un repère de stabilité pour le patient. Sa présence régulière et ses interactions fréquentes en font souvent la personne la plus proche du malade, celle qui est capable de percevoir les premiers signes de détresse psychologique. Le soutien émotionnel que l'aide-soignant peut apporter est fondamental pour aider le patient à mieux vivre cette période difficile. Ce soutien commence par l'écoute : offrir un espace où le patient peut exprimer ses craintes, ses frustrations et ses interrogations. Les patients orthopédiques se retrouvent souvent face à des peurs concernant leur rétablissement, comme la crainte de ne jamais retrouver leur mobilité d'avant ou de vivre constamment avec la douleur. En étant disponible pour écouter ces angoisses, l'aide-soignant contribue à alléger le fardeau émotionnel du patient.

Au-delà de l'écoute, l'aide-soignant doit aussi savoir rassurer et encourager. Dans un contexte où la rééducation est souvent longue et éprouvante, les patients peuvent rapidement se décourager. Les progrès sont parfois lents et demandent un effort continu, ce qui peut entraîner de l'impatience ou un sentiment d'inutilité. L'aide-soignant, par sa proximité quotidienne avec le patient, est en position d'encourager les petits progrès, de rappeler au patient l'importance des étapes franchies, aussi infimes soient-elles. Ce renforcement positif est essentiel pour maintenir la motivation du patient, surtout lors des phases critiques de la rééducation, où les douleurs et les limitations fonctionnelles peuvent paraître insurmontables.

Le rôle de l'aide-soignant ne se limite pas à une présence passive. Il peut également jouer un rôle actif dans la gestion de la douleur, non seulement par des gestes techniques comme ajuster la position du patient ou aider à l'administration des traitements prescrits, mais aussi en proposant des stratégies non pharmacologiques de soulagement. Par exemple, aider le patient à se détendre, à pratiquer des techniques de respiration ou simplement à aménager son environnement pour qu'il soit plus confortable et apaisant, peut contribuer à une meilleure gestion de la douleur et, par conséquent, à une diminution de la souffrance psychologique associée. Une prise en charge globale, qui combine l'aspect physique et mental, est primordiale pour favoriser la guérison.

Les pathologies orthopédiques, surtout lorsqu'elles nécessitent des interventions chirurgicales majeures comme les arthroplasties ou les fixations de fractures complexes, imposent souvent au patient une image de son corps altérée. La présence de cicatrices, d'appareils orthopédiques, ou la simple impossibilité de bouger un membre comme avant, affecte la perception que le patient a de lui-même. Pour certains, l'image corporelle est profondément perturbée, et cela peut conduire à une baisse de l'estime de soi, voire à une forme d'isolement social. L'aide-soignant peut ici, par des gestes simples, mais pleins de sens, aider à restaurer cette confiance en soi. En prenant soin du patient avec respect et dignité, en lui montrant que, malgré les blessures ou les limitations, il reste une personne entière et digne d'attention, l'aide-soignant joue un rôle clé dans la reconstruction de l'image corporelle.

La dimension sociale de l'impact psychologique ne doit pas non plus être négligée. Les patients en orthopédie, surtout lorsqu'ils sont hospitalisés ou en rééducation de longue durée, peuvent se sentir coupés de leur environnement familial et social. Cette forme d'isolement, couplée à l'incapacité physique, accentue le sentiment d'abandon ou de marginalisation. L'aide-soignant, par sa présence bienveillante, devient souvent un lien social crucial, créant un espace d'échange et de relation humaine dans un contexte souvent perçu comme médicalisé et impersonnel. Le simple fait d'établir une relation basée sur l'empathie, de prendre le temps de discuter avec le patient au-delà des soins techniques, contribue à briser cette solitude.

Chapitre 2

Anatomie et pathologies courantes en orthopédie

- **Notions fondamentales d'anatomie musculo-squelettique** : Os, articulations, muscles, ligaments et tendons

L'anatomie musculo-squelettique constitue la base fondamentale de la compréhension des pathologies orthopédiques et de leur prise en charge. Le système musculo-squelettique est une structure complexe et fascinante qui permet au corps humain de se mouvoir, de se maintenir en équilibre et de réaliser une multitude de fonctions. Il est composé de différents éléments : les os, les articulations, les muscles, les ligaments et les tendons, chacun jouant un rôle spécifique et interdépendant pour assurer le bon fonctionnement du corps. Comprendre cette anatomie est essentiel pour l'aide-soignant, car cela permet d'appréhender les pathologies et les soins à fournir dans le cadre de l'orthopédie.

Les **os** constituent la charpente du corps humain. Ils forment le squelette, une structure rigide mais dynamique qui remplit plusieurs fonctions vitales. Les os supportent le poids du corps, protègent les organes internes, facilitent les mouvements grâce aux articulations, et servent de réserve de minéraux, principalement le calcium et le phosphore, qui sont essentiels pour la solidité des os. Le squelette humain adulte comprend environ 206 os, de tailles et de formes variées, qui s'articulent les uns avec les autres pour former un cadre mobile et fonctionnel. Les os longs, comme le fémur ou l'humérus, permettent des mouvements amples grâce à leur longueur, tandis que les os courts, comme ceux des poignets, offrent une plus grande stabilité dans des espaces restreints. Chaque os est constitué de deux parties principales : l'os compact, dense et solide, et l'os spongieux, plus léger et poreux, où se trouve la moelle osseuse, un tissu essentiel à la production des cellules sanguines.

Les **articulations**, quant à elles, sont les points de jonction entre deux os. Elles permettent la mobilité du squelette et facilitent les mouvements en assurant la flexibilité nécessaire au corps humain. Il existe plusieurs types d'articulations, en fonction du degré de mobilité qu'elles offrent. Les articulations dites synoviales, comme celles de la hanche ou de l'épaule, sont les plus mobiles et permettent des mouvements variés comme la rotation ou la flexion-extension. Elles sont composées de plusieurs éléments : une capsule articulaire qui entoure l'articulation, du cartilage qui recouvre les extrémités des os pour réduire les frottements, et un liquide synovial qui lubrifie l'articulation. D'autres articulations, comme celles du crâne, sont dites fixes ou semi-fixes et assurent une protection, plutôt que le mouvement. Les pathologies des articulations, comme l'arthrose, touchent souvent le cartilage, ce qui engendre des douleurs et des limitations fonctionnelles.

Les **muscles**, quant à eux, sont les moteurs du mouvement. Ils sont responsables de la contraction qui permet aux os de bouger via les articulations. Le corps humain possède plus de 600 muscles qui travaillent ensemble pour produire une grande variété de mouvements, allant des gestes fins et précis à des actions puissantes comme la course ou le levage de charges lourdes. Les muscles sont composés de fibres contractiles qui se raccourcissent sous l'impulsion nerveuse, provoquant ainsi la traction sur les os auxquels ils sont attachés. Les muscles squelettiques, contrôlés volontairement par le système nerveux central, agissent en synergie pour produire des mouvements complexes, et sont répartis en groupes antagonistes : un muscle fléchit un membre tandis que son antagoniste le déplie. Par exemple, le biceps et le triceps sont des muscles antagonistes qui travaillent ensemble pour fléchir et étendre le coude. Les muscles jouent aussi un rôle crucial dans le maintien de la posture et dans la production de chaleur corporelle via leur contraction.

Les **tendons** sont des structures résistantes qui relient les muscles aux os. Ils permettent ainsi de transmettre la force générée par la contraction musculaire aux os, déclenchant ainsi le mouvement. Les tendons sont constitués de fibres de collagène, ce qui leur confère une grande résistance à la traction, mais aussi une certaine élasticité, nécessaire pour amortir les contraintes lors des mouvements. Par exemple, le tendon d'Achille, le plus grand et le plus puissant tendon du corps humain, relie les muscles du mollet à l'os du talon et permet la flexion plantaire du pied, indispensable pour marcher ou courir. Lorsque les tendons sont sollicités de manière excessive ou répétitive, ils peuvent devenir inflammés, entraînant des pathologies comme la tendinite, fréquente chez les patients orthopédiques.

Les **ligaments**, eux, sont des bandes fibreuses qui relient les os entre eux au niveau des articulations. Contrairement aux tendons, qui transmettent la force, les ligaments sont responsables de la stabilité des articulations, en limitant l'amplitude des mouvements pour éviter les luxations ou les déboîtements. Ils jouent un rôle crucial dans la protection des articulations, notamment dans les articulations mobiles comme le genou ou l'épaule, où la stabilité est primordiale. Par exemple, les ligaments croisés du genou, situés au centre de l'articulation, permettent de stabiliser cette dernière en évitant les mouvements excessifs d'avant en arrière. Les déchirures ligamentaires, notamment des ligaments croisés, sont des blessures fréquentes chez les sportifs et nécessitent souvent des interventions chirurgicales pour restaurer la stabilité articulaire.

• **Les fractures** : Types, causes et prise en charge initiale
Les fractures, qui désignent la rupture d'un os sous l'effet d'un traumatisme ou d'une pathologie sous-jacente, sont parmi les pathologies les plus fréquentes en orthopédie. Elles peuvent toucher n'importe quel os du corps humain et se décliner en plusieurs types selon leur gravité, leur localisation et la façon dont l'os s'est brisé. La prise en charge initiale des fractures est cruciale, car elle conditionne en grande partie la qualité de la guérison, la réhabilitation fonctionnelle et la prévention des complications.

Les fractures surviennent généralement lorsque l'os est soumis à une force excessive, que ce soit à cause d'un accident, d'une chute ou d'un choc direct. Cependant, elles peuvent aussi résulter de processus pathologiques, comme dans le cas de l'ostéoporose, où les os deviennent plus fragiles et vulnérables même sous des contraintes minimes. En fonction de la force de l'impact et de l'état de santé de l'os, la fracture peut prendre des formes variées, chacune nécessitant une prise en charge spécifique.

L'une des distinctions majeures en matière de fractures est celle entre les **fractures fermées** et les **fractures ouvertes**. Une fracture fermée se produit lorsque l'os est brisé, mais reste sous la peau, ne créant aucune brèche cutanée. Dans ce cas, bien que la douleur et la déformation puissent être importantes, l'absence de contact direct avec l'extérieur limite le risque d'infection. En revanche, une **fracture ouverte** survient lorsque la rupture de l'os provoque une plaie ouverte, exposant ainsi l'os et les tissus mous environnants à l'air et aux germes extérieurs. Ce type de fracture est particulièrement grave en raison du risque accru d'infection, notamment d'ostéomyélite (infection de l'os), et nécessite une prise en charge chirurgicale urgente pour nettoyer et stabiliser la fracture.

Les fractures peuvent également être classées en fonction de la ligne de fracture. Une **fracture simple** se caractérise par une rupture nette de l'os en deux parties, tandis qu'une **fracture comminutive** désigne un os qui se brise en plusieurs fragments. Ce dernier type est souvent le résultat de traumatismes violents, comme dans les accidents de voiture ou les chutes de grande hauteur, et pose un défi particulier en matière de traitement, car la multiplicité des fragments osseux complique la stabilisation et la guérison.

Une autre forme courante est la **fracture de fatigue**, qui survient généralement chez les sportifs ou les personnes dont les os sont soumis à des sollicitations répétées sur une longue période. Contrairement aux fractures aiguës causées par un traumatisme direct, les fractures de fatigue résultent d'un stress mécanique répété sur l'os, provoquant des fissures progressives. Elles se développent souvent dans les membres inférieurs, notamment dans les os du pied et du tibia, et nécessitent avant tout du repos et parfois une immobilisation pour permettre la guérison.

Les **fractures en bois vert**, fréquentes chez les enfants, sont un autre type particulier. Dans ce cas, l'os se plie sans se rompre complètement, un peu à la manière d'un rameau de bois vert. Ce phénomène s'explique par la souplesse accrue des os chez les enfants, qui ne sont pas encore complètement ossifiés. Bien que ces fractures puissent paraître moins graves, elles nécessitent tout de même un traitement rigoureux pour éviter des déformations permanentes.

Les causes des fractures sont aussi variées que leurs types. Les traumatismes directs sont les plus courants, comme les chutes, les accidents de voiture ou les impacts lors de la pratique de sports de contact. Cependant, certaines fractures sont liées à des causes internes, comme l'ostéoporose, qui fragilise les os et les rend plus susceptibles de se briser même sous une faible contrainte. D'autres affections sous-jacentes, telles que certaines infections osseuses ou des tumeurs, peuvent également affaiblir l'os et favoriser la survenue d'une fracture.

La **prise en charge initiale des fractures** repose sur trois principes essentiels : immobilisation, réduction et stabilisation. Dans un premier temps, il est crucial d'immobiliser la zone touchée pour éviter d'aggraver la fracture ou de causer des dommages supplémentaires aux tissus environnants, tels que les muscles, les nerfs ou les vaisseaux sanguins. Cela peut être fait à l'aide de contentions temporaires comme des attelles ou des écharpes, en attendant une évaluation plus approfondie. L'immobilisation permet également de soulager la douleur, qui peut être particulièrement intense dans les minutes suivant la fracture.

Ensuite, si les fragments osseux ne sont pas correctement alignés, il est nécessaire de procéder à une **réduction**, c'est-à-dire de réaligner les fragments. Dans les cas les plus simples, cette réduction peut être effectuée manuellement par un médecin ou un chirurgien, mais pour les fractures plus complexes ou comminutives, une intervention chirurgicale peut s'avérer nécessaire. La réduction chirurgicale s'accompagne souvent de la pose de dispositifs internes, comme des plaques, des vis ou des broches, pour maintenir les os en place pendant la guérison.

Enfin, la stabilisation est essentielle pour permettre à l'os de se consolider. Cela peut se faire à l'aide de plâtres ou d'orthèses pour les fractures simples, ou via des fixateurs externes ou internes pour les fractures plus graves. Le choix du dispositif dépend de la gravité de la fracture, de l'âge du patient, de son état de santé général, et de la localisation de la fracture.

Il est également primordial de surveiller les signes de complications lors de la prise en charge initiale, notamment dans les fractures ouvertes, où le risque d'infection est élevé. L'administration d'antibiotiques prophylactiques, ainsi que des soins réguliers des plaies, sont souvent nécessaires pour éviter les infections post-opératoires. De plus, en cas de fracture de gros os comme le fémur, il existe un risque de formation de caillots sanguins ou d'embolie graisseuse, ce qui nécessite une surveillance étroite.

- **Pathologies articulaires : Arthrose, polyarthrite et prothèses** : Processus dégénératifs et options de traitement

Les pathologies articulaires, telles que l'arthrose et la polyarthrite rhumatoïde, touchent des millions de personnes à travers le monde et représentent une part importante des consultations en orthopédie. Ces maladies dégénératives affectent principalement les articulations, entraînant progressivement des douleurs, des raideurs et une perte de fonction. Dans les cas les plus avancés, le recours à des prothèses articulaires peut être nécessaire pour redonner au patient une qualité de vie satisfaisante. Comprendre les processus dégénératifs à l'œuvre et les différentes options de traitement est essentiel pour offrir une prise en charge adaptée et personnalisée à chaque patient.

L'**arthrose**, aussi appelée ostéoarthrite, est la forme la plus courante de maladie articulaire dégénérative. Elle se caractérise par la dégradation progressive du cartilage, cette fine couche de tissu élastique qui recouvre et protège les extrémités des os au sein des articulations. Le cartilage agit comme un amortisseur et permet aux os de glisser en douceur les uns contre les autres lors des mouvements. Dans le cadre de l'arthrose, ce cartilage s'use progressivement, devenant de plus en plus mince et irrégulier. À mesure que le cartilage s'efface, les os commencent à se frotter directement les uns contre les autres, provoquant des douleurs, une inflammation, et des déformations articulaires.

Le vieillissement est la cause principale de l'arthrose, mais d'autres facteurs peuvent favoriser son apparition, tels que le surpoids, les traumatismes articulaires antérieurs, ou encore des activités physiques répétitives sollicitant excessivement certaines articulations. Les articulations les plus fréquemment touchées sont celles qui supportent le poids du corps, comme les genoux, les hanches, la colonne vertébrale, ainsi que celles des mains.

La prise en charge de l'arthrose est principalement symptomatique et vise à soulager la douleur et à préserver la mobilité articulaire. Les premières options de traitement incluent des mesures non pharmacologiques telles que la perte de poids, qui peut alléger la pression sur les articulations porteuses, et la rééducation fonctionnelle, qui vise à renforcer les muscles autour des articulations, améliorer la souplesse et maintenir la fonction articulaire. Des médicaments anti-inflammatoires non stéroïdiens (AINS) peuvent être prescrits pour réduire la douleur et l'inflammation. Dans les cas plus sévères, des injections intra-articulaires de corticoïdes ou d'acide hyaluronique peuvent temporairement soulager les symptômes. Lorsque ces traitements ne suffisent plus et que la douleur devient invalidante, une intervention chirurgicale, telle qu'une arthroplastie, c'est-à-dire la pose d'une prothèse articulaire, peut être envisagée.

La **polyarthrite rhumatoïde**, quant à elle, est une maladie inflammatoire chronique qui affecte les articulations de manière différente de l'arthrose. Il s'agit d'une maladie auto-immune dans laquelle le système immunitaire attaque par erreur la membrane synoviale, qui est la couche de tissu qui tapisse l'intérieur des articulations. Cette inflammation entraîne un épaississement de la synoviale et la production excessive de liquide synovial, ce qui provoque un gonflement des articulations, des douleurs et des raideurs. À long terme, cette inflammation chronique peut endommager le cartilage, les os, ainsi que les ligaments et les tendons, conduisant à une déformation articulaire sévère et à une perte de fonction.

Contrairement à l'arthrose, qui est principalement due à l'usure mécanique des articulations, la polyarthrite rhumatoïde touche souvent plusieurs articulations simultanément, notamment celles des mains, des poignets, des genoux et des pieds. Elle survient généralement chez les adultes entre 30 et 60 ans, bien que des formes précoces puissent apparaître chez les enfants ou les jeunes adultes. L'impact systémique de la maladie fait qu'elle peut également affecter d'autres organes, tels que les yeux, la peau ou les poumons.

Le traitement de la polyarthrite rhumatoïde repose sur des médicaments immunosuppresseurs et anti-inflammatoires, dont le but est de contrôler l'inflammation et de prévenir les dommages articulaires à long terme. Les traitements de fond, comme le méthotrexate ou les agents biologiques (anticorps monoclonaux), modifient le cours de la maladie en réduisant l'activité du système immunitaire. Toutefois, ces médicaments nécessitent un suivi rigoureux en raison de leurs effets secondaires potentiels. Dans les phases plus avancées de la maladie, lorsque les articulations sont gravement endommagées et déformées, la chirurgie peut être nécessaire pour corriger les déformations ou remplacer les articulations atteintes par des prothèses.

L'**arthroplastie**, ou remplacement articulaire, est une intervention chirurgicale qui consiste à remplacer une articulation endommagée par une prothèse, généralement en métal, céramique ou en polyéthylène. Cette intervention est souvent pratiquée sur les hanches et les genoux, qui sont des articulations fréquemment touchées par l'arthrose ou la polyarthrite. L'arthroplastie peut également concerner les épaules ou les chevilles, bien que ces interventions soient plus rares. Le but de la prothèse est de redonner au patient une fonction articulaire presque normale, en éliminant la douleur et en améliorant la mobilité.

Le recours à une prothèse est généralement envisagé lorsque les traitements conservateurs, comme les médicaments ou la rééducation, ne parviennent plus à soulager les symptômes et que la qualité de vie du patient est fortement dégradée. L'arthroplastie est une intervention efficace qui permet à de nombreux patients de retrouver une vie active sans douleur. Cependant, elle comporte aussi des risques, tels que les infections, les descellements prothétiques ou l'usure de la prothèse, qui peuvent nécessiter des révisions chirurgicales au fil du temps.

- **Maladies des tissus mous : Tendinites, bursites et lésions ligamentaires**

Les maladies des tissus mous, telles que les tendinites, les bursites et les lésions ligamentaires, sont fréquentes en orthopédie et touchent des structures essentielles au bon fonctionnement du système musculo-squelettique. Ces affections, bien que moins connues que les fractures ou les pathologies articulaires, peuvent grandement affecter la mobilité et la qualité de vie des patients. Elles concernent les tendons, les bourses séreuses et les ligaments, tous des tissus qui jouent un rôle central dans la transmission des forces et la stabilisation des articulations. Ces pathologies sont souvent le résultat d'une surutilisation, d'un traumatisme ou d'un mauvais geste répété, et nécessitent une prise en charge adaptée pour éviter les complications et favoriser une guérison optimale.

Les **tendinites** sont probablement les maladies des tissus mous les plus courantes. Elles désignent une inflammation des tendons, ces structures fibreuses qui relient les muscles aux os. Les tendons sont conçus pour supporter de grandes tensions lors des mouvements, mais lorsqu'ils sont soumis à des efforts répétitifs ou excessifs, ils peuvent s'enflammer. Cette inflammation provoque des douleurs souvent vives, qui sont accentuées par l'utilisation de l'articulation concernée. Les tendinites affectent couramment les épaules, les coudes, les poignets, les genoux et les chevilles, des articulations sollicitées de manière répétitive dans la vie quotidienne ou lors de la pratique sportive. Par exemple, la **tendinite de la coiffe des rotateurs**, au niveau de l'épaule, est fréquente chez les personnes effectuant des mouvements répétitifs au-dessus de la tête, comme les peintres ou les joueurs de tennis. De même, la **tendinite d'Achille**, qui affecte le tendon reliant le mollet au talon, est fréquente chez les coureurs.

Les causes de la tendinite peuvent être multiples, mais elles sont souvent liées à un mauvais usage ou à une surutilisation des tendons. Les mouvements répétitifs, les postures inadéquates et le manque d'échauffement avant une activité physique peuvent tous contribuer à l'apparition d'une tendinite. Les traumatismes directs, comme une chute ou un choc, peuvent également en être la cause, tout comme certaines maladies inflammatoires chroniques, telles que la polyarthrite rhumatoïde. La prise en charge des tendinites repose principalement sur le repos de l'articulation touchée, afin de permettre au tendon de guérir. L'application de glace pour réduire l'inflammation, ainsi que l'utilisation d'anti-inflammatoires non stéroïdiens (AINS) pour soulager la douleur, font également partie des premiers soins. Dans les cas plus graves ou récurrents, des séances de rééducation avec un kinésithérapeute sont souvent nécessaires pour rééquilibrer les muscles environnants et corriger les gestes fautifs. Dans certains cas, des injections de corticoïdes peuvent être envisagées pour diminuer l'inflammation, bien que leur utilisation à long terme soit à éviter en raison de leurs effets secondaires sur les tissus tendineux.

Les **bursites**, quant à elles, désignent l'inflammation des bourses séreuses, ces petites poches remplies de liquide qui agissent comme des coussinets entre les os, les tendons et les muscles, réduisant la friction lors des mouvements articulaires. Les bourses séreuses permettent ainsi de faciliter le glissement des différentes structures entre elles, et leur inflammation, appelée bursite, peut survenir à la suite de traumatismes répétés ou de pressions excessives sur une articulation. Les bursites se manifestent par une douleur locale, souvent accompagnée d'un gonflement et d'une sensibilité accrue à la pression. Les zones les plus touchées par les bursites sont les épaules, les hanches, les coudes et les genoux. Par exemple, la **bursite olécranienne**, au niveau du coude, est courante chez les personnes qui s'appuient fréquemment sur leurs coudes, tandis que la **bursite trochantérienne**, au niveau de la hanche, touche souvent les coureurs ou les marcheurs.

Les causes de la bursite sont similaires à celles des tendinites, incluant les mouvements répétitifs, les traumatismes et les positions prolongées qui mettent sous pression certaines articulations. Les infections, bien que plus rares, peuvent également provoquer une bursite. Dans ce cas, on parle de **bursite septique**, et elle nécessite un traitement antibiotique en plus de la gestion de la douleur et de l'inflammation. Le traitement des bursites repose avant tout sur le repos de l'articulation affectée, l'application de glace et l'utilisation d'anti-inflammatoires pour réduire la douleur. Comme pour les tendinites, des infiltrations de corticoïdes peuvent être nécessaires en cas de bursite chronique ou récidivante, bien que ces injections doivent être utilisées avec précaution. La physiothérapie joue également un rôle clé pour rétablir la fonction articulaire et prévenir les récidives.

Les **lésions ligamentaires**, enfin, concernent les ligaments, ces bandes de tissu conjonctif dense qui relient les os entre eux au niveau des articulations. Les ligaments jouent un rôle fondamental dans la stabilité des articulations en limitant leurs mouvements excessifs. Lorsqu'un ligament est soumis à une contrainte excessive, il peut se distendre, se déchirer partiellement ou complètement, entraînant une instabilité articulaire, une douleur et un gonflement. Les lésions ligamentaires surviennent souvent lors d'accidents sportifs, de faux mouvements ou de chutes. Une des lésions ligamentaires les plus connues est la **rupture du ligament croisé antérieur** du genou, fréquente chez les sportifs pratiquant des activités impliquant des changements rapides de direction, comme le football ou le ski. Cette lésion entraîne une instabilité importante du genou et nécessite souvent une intervention chirurgicale pour restaurer la stabilité articulaire.

Les lésions ligamentaires sont classées en trois grades en fonction de leur gravité : de l'étirement simple (entorse légère) à la rupture complète du ligament. Le traitement des lésions ligamentaires dépend de leur sévérité. Pour les entorses légères, un traitement conservateur comprenant du repos, l'application de glace, la compression et l'élévation du membre affecté est souvent suffisant. Dans les cas plus graves, notamment en cas de rupture complète, une intervention chirurgicale peut être nécessaire pour réparer le ligament déchiré, suivie d'une rééducation intensive pour retrouver une fonction articulaire normale. La rééducation vise à renforcer les muscles environnants et à restaurer l'amplitude des mouvements tout en stabilisant l'articulation.

- **La scoliose et autres déformations de la colonne vertébrale** : Prise en charge et suivi

La scoliose et les autres déformations de la colonne vertébrale sont des pathologies complexes qui affectent la structure et la posture du corps, et elles nécessitent une prise en charge soigneuse et un suivi prolongé. Ces déformations, souvent observées dès l'enfance ou l'adolescence, peuvent avoir un impact profond sur la qualité de vie du patient si elles ne sont pas traitées de manière appropriée. La colonne vertébrale, structure centrale du squelette, assure à la fois le soutien du corps, la protection de la moelle épinière, et la mobilité. Toute déviation ou déformation de cette structure peut donc entraîner non seulement des problèmes esthétiques, mais aussi des douleurs, une réduction de la mobilité et, dans les cas graves, des complications respiratoires ou neurologiques.

La **scoliose** est la plus courante des déformations vertébrales. Elle se caractérise par une courbure anormale de la colonne vertébrale dans les trois dimensions, provoquant une déviation latérale et une rotation des vertèbres. Bien que la scoliose puisse toucher des adultes, elle apparaît généralement pendant la phase de croissance rapide à l'adolescence. La majorité des scolioses sont dites idiopathiques, c'est-à-dire qu'elles n'ont pas de cause clairement identifiable, même si des facteurs génétiques ou des déséquilibres de croissance peuvent y jouer un rôle. D'autres formes de scolioses peuvent être congénitales, dues à des malformations vertébrales présentes dès la naissance, ou neuromusculaires, résultant de maladies affectant les muscles et les nerfs, comme la paralysie cérébrale.

La gravité de la scoliose varie largement selon l'angle de courbure et l'évolution de la déformation au fil du temps. Une scoliose légère peut ne jamais causer de problèmes fonctionnels majeurs, tandis qu'une courbure plus prononcée peut entraîner des déséquilibres musculaires, des douleurs dorsales chroniques, une asymétrie visible des épaules et des hanches, et, dans les cas extrêmes, une réduction de la capacité pulmonaire en raison de la compression de la cage thoracique. Les scolioses les plus sévères peuvent également affecter la moelle épinière, provoquant des troubles neurologiques.

La **prise en charge de la scoliose** dépend essentiellement de la gravité de la courbure et de l'âge du patient. Pour les scolioses légères, un suivi régulier est généralement suffisant. Les médecins surveillent l'évolution de la courbure à l'aide d'examens cliniques et radiologiques périodiques, notamment pendant la phase de croissance, afin de s'assurer que la scoliose ne s'aggrave pas. Le **port de corset orthopédique** est souvent recommandé pour les scolioses modérées en croissance. Ce dispositif, fabriqué sur mesure, permet de maintenir la colonne vertébrale dans une position plus droite, réduisant ainsi la progression de la courbure tout en laissant à l'enfant une certaine liberté de mouvement. Bien que le corset ne corrige pas complètement la scoliose, il peut limiter son aggravation et retarder, voire éviter, le recours à la chirurgie.

Pour les scolioses sévères ou celles qui continuent de s'aggraver malgré le port d'un corset, la chirurgie peut être nécessaire. **L'arthrodèse vertébrale**, ou fusion vertébrale, est la procédure chirurgicale la plus couramment pratiquée pour corriger les déformations sévères. Elle consiste à aligner les vertèbres et à les fixer à l'aide de tiges métalliques, de vis et de crochets, tout en fusionnant les vertèbres pour empêcher tout mouvement ultérieur et stabiliser la colonne. Cette intervention est complexe, mais elle permet de corriger une grande partie de la courbure et de prévenir les complications à long terme. Après l'opération, le patient doit suivre un programme de rééducation intensif pour renforcer les muscles de la colonne vertébrale et récupérer une mobilité optimale.

En dehors de la scoliose, d'autres déformations vertébrales peuvent survenir, notamment la **cyphose** et la **lordose**. La **cyphose** désigne une courbure excessive de la colonne vertébrale vers l'avant, provoquant une posture voûtée. Elle est souvent causée par des mauvaises postures prolongées, mais elle peut également résulter de maladies dégénératives comme l'ostéoporose, qui affaiblit les os et provoque des fractures vertébrales. La **cyphose de Scheuermann**, une forme plus sévère, survient principalement chez les adolescents et provoque une déformation importante de la colonne thoracique. Cette pathologie entraîne souvent des douleurs dorsales et une limitation de la mobilité.

Le traitement de la cyphose dépend de son origine et de sa gravité. Dans les formes légères, des exercices posturaux et des séances de kinésithérapie peuvent suffire à renforcer les muscles du dos et à améliorer l'alignement vertébral. Comme pour la scoliose, le port d'un corset peut être proposé aux jeunes en pleine croissance pour prévenir l'aggravation de la courbure. En revanche, les cyphoses plus sévères peuvent nécessiter une intervention chirurgicale, surtout si elles s'accompagnent de douleurs chroniques ou de difficultés respiratoires.

La **lordose**, quant à elle, désigne une accentuation de la courbure lombaire. Si une certaine courbure vers l'avant au niveau lombaire est normale et nécessaire pour le bon équilibre du corps, une lordose trop prononcée peut entraîner des douleurs lombaires, une mauvaise posture et, dans certains cas, des troubles neurologiques dus à la compression des nerfs spinaux. Les causes de la lordose sont variées et peuvent inclure des facteurs congénitaux, l'obésité, ou des affections neuromusculaires. Le traitement, comme pour les autres déformations vertébrales, repose sur des exercices de rééducation, le port de corset, et, dans les cas graves, la chirurgie.

Le **suivi des déformations de la colonne vertébrale** est essentiel pour garantir une prise en charge adaptée tout au long de l'évolution de la maladie. Dans les formes modérées, un suivi clinique régulier, accompagné de radiographies, permet de surveiller la progression de la courbure et d'adapter le traitement en fonction des besoins du patient. L'implication d'une équipe pluridisciplinaire, composée de médecins, d'orthopédistes, de kinésithérapeutes et parfois de chirurgiens, est cruciale pour offrir une prise en charge globale. Les patients, en particulier les jeunes, bénéficient également d'un soutien psychologique, car ces pathologies peuvent affecter l'image corporelle et l'estime de soi, notamment dans les cas où un corset ou une intervention chirurgicale est nécessaire.

- **Les infections osseuses et articulaires** : Diagnostic et soins post-opératoires

Les infections osseuses et articulaires, également appelées **ostéites**, **ostéomyélites** et **arthrites septiques**, sont des affections graves qui peuvent avoir des conséquences importantes sur la santé et la mobilité des patients. Ces infections surviennent lorsque des bactéries, des champignons ou d'autres agents pathogènes pénètrent dans l'os ou l'articulation, provoquant une inflammation, la destruction des tissus et des douleurs intenses. Ces infections peuvent être le résultat d'une plaie ouverte, d'une fracture, d'une chirurgie ou d'une dissémination hématogène (c'est-à-dire via la circulation sanguine). Le **diagnostic** précoce et la **prise en charge post-opératoire** rigoureuse sont essentiels pour éviter des complications à long terme, comme la perte de fonction articulaire ou osseuse, et la propagation de l'infection à d'autres parties du corps.

L'**ostéomyélite** est une infection qui touche l'os lui-même. Elle peut être **aiguë**, se développant rapidement en quelques jours, ou **chronique**, persistant sur une longue période avec des épisodes récurrents. L'ostéomyélite peut affecter n'importe quel os, mais les os longs comme le fémur, le tibia ou les os de la colonne vertébrale sont plus souvent touchés. Cette infection survient généralement à la suite d'une fracture ouverte, d'une intervention chirurgicale avec pose de matériel (comme des broches, des plaques ou des clous), ou en raison de la dissémination d'une infection d'un autre site du corps, comme une infection cutanée ou pulmonaire. Dans les formes chroniques, l'infection peut former des abcès dans l'os, rendant le traitement encore plus complexe.

De son côté, l'**arthrite septique** est une infection de l'articulation qui peut survenir à la suite d'une blessure, d'une intervention chirurgicale ou d'une propagation d'une infection à partir d'un autre site. Elle est caractérisée par une douleur intense, un gonflement de l'articulation, une fièvre, et une diminution de la mobilité. Les articulations les plus touchées sont généralement les grosses articulations, comme les genoux, les hanches ou les épaules. Cette infection est particulièrement dangereuse car elle peut rapidement détruire le cartilage articulaire et entraîner des lésions permanentes de l'articulation, réduisant ainsi la mobilité du patient de façon irréversible.

Le **diagnostic** des infections osseuses et articulaires repose sur une série d'examens cliniques et paracliniques. Les symptômes classiques incluent une douleur localisée, une rougeur, un gonflement, et parfois une fièvre. Dans le cas d'une infection post-chirurgicale, des signes comme un écoulement purulent au niveau de la cicatrice ou une augmentation soudaine de la douleur doivent immédiatement alerter l'équipe soignante. Des tests sanguins, comme la mesure de la vitesse de sédimentation des érythrocytes (VS) et la protéine C-réactive (CRP), peuvent indiquer une inflammation systémique, mais ne sont pas spécifiques. Les cultures sanguines et les prélèvements au niveau du site infecté permettent d'identifier l'agent pathogène responsable.

L'imagerie médicale joue également un rôle clé dans le diagnostic. La **radiographie** peut montrer des signes d'infection osseuse, comme des zones de destruction osseuse, mais ces signes apparaissent généralement tardivement. L'**IRM** et la **scintigraphie osseuse** sont plus sensibles et permettent de détecter l'infection à un stade plus précoce. Dans certains cas, une biopsie osseuse ou une ponction articulaire peut être nécessaire pour obtenir un échantillon et confirmer la présence de l'infection, ainsi que pour identifier le germe responsable, afin de guider le traitement antibiotique.

Le **traitement** des infections osseuses et articulaires repose principalement sur l'administration d'antibiotiques spécifiques, adaptés à l'agent pathogène isolé. Dans les cas d'**ostéomyélite**, un traitement antibiotique intraveineux de plusieurs semaines, suivi d'un relais par voie orale, est souvent nécessaire. En parallèle, une intervention chirurgicale peut être indiquée pour drainer les abcès, retirer les tissus infectés ou nécrotiques, et parfois enlever le matériel de fixation (comme les plaques ou les broches) qui pourrait être source de l'infection. En cas d'**arthrite septique**, le lavage articulaire est souvent requis pour éliminer le pus et les débris infectieux, en plus du traitement antibiotique.

L'un des défis majeurs dans la prise en charge des infections osseuses et articulaires est la formation de biofilm autour du matériel chirurgical implanté. Le biofilm est une matrice protectrice créée par les bactéries, qui les rend résistantes aux antibiotiques. Lorsqu'un tel biofilm se forme autour de prothèses ou d'implants, il est souvent nécessaire de retirer le matériel infecté pour permettre une guérison complète. Cela peut nécessiter une nouvelle intervention chirurgicale pour remplacer le matériel infecté une fois l'infection contrôlée.

Les **soins post-opératoires** sont essentiels pour assurer la guérison et prévenir les récidives. Après une chirurgie pour une infection osseuse ou articulaire, le patient doit être surveillé de près, avec des examens cliniques réguliers et des bilans sanguins pour s'assurer que l'infection est maîtrisée. L'immobilisation de l'articulation ou du membre concerné est souvent nécessaire pendant la phase de guérison, afin de réduire la douleur et d'éviter toute perturbation de la réparation osseuse ou articulaire. Les soins de plaies rigoureux sont également cruciaux pour éviter une réinfection du site opératoire.

Le suivi des patients est essentiel à long terme. Même après la guérison apparente d'une infection, des récidives peuvent survenir, surtout si des facteurs de risque comme le diabète, l'insuffisance rénale ou une immunodépression sous-jacente sont présents. Il est donc important d'organiser un suivi régulier avec des bilans biologiques et des imageries médicales pour s'assurer que l'infection est définitivement éradiquée.

Chapitre 3

Techniques de soins en orthopédie

- **Mobilisations passives et actives** : Prévention des escarres et de la perte musculaire

Les **mobilisations passives et actives** sont des techniques essentielles en orthopédie, particulièrement dans la prise en charge des patients immobilisés à la suite d'une intervention chirurgicale ou d'un traumatisme. Ces techniques jouent un rôle clé dans la prévention des complications liées à l'immobilisation prolongée, notamment la formation des escarres et la perte musculaire. La mobilisation, qu'elle soit effectuée par le patient lui-même (active) ou assistée par un soignant (passive), permet de maintenir la circulation sanguine, de préserver la mobilité articulaire et d'éviter les effets délétères de l'inactivité sur le corps.

L'immobilisation, qu'elle soit temporaire après une fracture ou une chirurgie orthopédique, ou prolongée chez les patients alités, entraîne rapidement des changements physiopathologiques. **Les escarres**, ou ulcères de pression, surviennent souvent dans ces contextes d'immobilisation prolongée. Elles se forment lorsque la peau et les tissus sous-jacents sont comprimés contre une surface dure pendant de longues périodes, ce qui limite la circulation sanguine et entraîne une ischémie locale. Les zones les plus touchées sont celles où les os sont proches de la surface, comme les talons, les hanches, le sacrum ou les omoplates. La pression prolongée, combinée à une réduction de la mobilité, altère l'apport en oxygène et en nutriments aux tissus, entraînant leur nécrose.

Les **mobilisations passives** consistent en des mouvements effectués par le soignant, sans que le patient n'y participe activement. Elles sont particulièrement utiles chez les patients incapables de bouger par eux-mêmes, par exemple après une chirurgie ou dans le cadre de maladies neurologiques. En bougeant doucement les membres du patient dans différentes directions, le soignant permet de stimuler la circulation sanguine dans les membres, de maintenir la souplesse des articulations et d'éviter les raideurs. Ces mobilisations contribuent aussi à prévenir la formation des escarres en réduisant la pression sur les zones vulnérables du corps. Bien que la mobilisation passive ne sollicite pas directement les muscles, elle permet de limiter leur atrophie en maintenant une certaine amplitude de mouvement au niveau des articulations. Cela est crucial pour préparer le patient à la phase de rééducation active une fois qu'il pourra reprendre le contrôle de ses mouvements.

Parallèlement, les **mobilisations actives** impliquent que le patient réalise lui-même les mouvements, en fonction de ses capacités. Elles sont recommandées dès que l'état du patient le permet, car elles permettent non seulement de préserver la souplesse des articulations, mais aussi de stimuler directement les muscles. Lorsqu'un muscle est inactif pendant une période prolongée, il commence rapidement à perdre de sa masse et de sa force, un phénomène connu sous le nom d'**atrophie musculaire**. La perte musculaire est particulièrement problématique chez les patients orthopédiques, car elle ralentit la récupération fonctionnelle et prolonge la période de rééducation. Les mobilisations actives aident à prévenir ce processus en maintenant l'activité des muscles, même à faible intensité.

L'un des principaux objectifs des mobilisations actives est de **restaurer progressivement la force musculaire** tout en maintenant la souplesse articulaire. Par exemple, après une chirurgie du genou, il est essentiel que le patient commence à bouger l'articulation le plus tôt possible, selon les recommandations médicales, pour éviter que celle-ci ne devienne rigide. Au début, ces mouvements peuvent être légers et supervisés par un kinésithérapeute, mais ils doivent être augmentés en intensité au fur et à mesure que le patient récupère. En plus de prévenir la perte musculaire, les mobilisations actives permettent d'améliorer la circulation sanguine, ce qui favorise la guérison des tissus et la prévention des escarres.

La **prévention des escarres** et de la perte musculaire par les mobilisations repose sur plusieurs principes. Premièrement, il est essentiel de changer fréquemment la position du patient immobilisé, qu'il soit capable de se mobiliser activement ou non.

Ce repositionnement régulier permet de réduire la pression prolongée sur certaines zones du corps, diminuant ainsi le risque de formation des escarres. En complément, les mobilisations passives aident à distribuer plus uniformément la pression sur les différentes parties du corps. Deuxièmement, l'activation précoce des muscles et des articulations permet de maintenir la circulation sanguine, limitant ainsi les complications liées à l'immobilisation. La contraction musculaire, même légère, stimule le retour veineux et améliore l'oxygénation des tissus, ce qui est crucial pour la prévention des lésions cutanées.

La mise en œuvre des mobilisations, qu'elles soient passives ou actives, doit être réalisée de manière progressive et adaptée aux capacités du patient. L'objectif est d'éviter toute douleur excessive ou lésion supplémentaire, notamment au niveau des zones opérées ou fracturées. Dans certains cas, des dispositifs mécaniques comme les **attelles de mobilisation passive continue (CPM)** peuvent être utilisés après certaines chirurgies, notamment au niveau du genou, pour réaliser des mobilisations passives régulières sans solliciter le patient.

- **Gestion de la douleur en orthopédie** : Médicaments, techniques non pharmacologiques, et rôle de l'écoute

La **gestion de la douleur** en orthopédie est un aspect fondamental des soins, car les patients souffrant de pathologies osseuses, articulaires ou de blessures musculo-squelettiques sont souvent confrontés à des douleurs intenses et persistantes. Qu'il s'agisse de douleurs aiguës après une intervention chirurgicale ou d'une fracture, ou de douleurs chroniques liées à des maladies dégénératives comme l'arthrose, il est essentiel de mettre en place une stratégie de prise en charge adaptée pour améliorer la qualité de vie des patients et faciliter leur rétablissement. La gestion de la douleur en orthopédie repose sur une combinaison de **médicaments**, de **techniques non pharmacologiques**, et surtout sur le **rôle de l'écoute active** du patient, qui permet de mieux comprendre la nature de la douleur et d'ajuster les soins de manière individualisée.

La première approche dans la gestion de la douleur est souvent pharmacologique. Les **médicaments** constituent une option incontournable, en particulier dans les phases aiguës de la douleur, comme après une opération ou une blessure traumatique. Les analgésiques sont classés en plusieurs catégories en fonction de leur intensité et de leur mode d'action. Les **antalgiques de palier 1**, comme le paracétamol et les anti-inflammatoires non stéroïdiens (AINS), sont souvent prescrits pour les douleurs légères à modérées. Le paracétamol, en particulier, est couramment utilisé en raison de son efficacité et de son faible profil d'effets secondaires lorsqu'il est administré à des doses appropriées. Les AINS, quant à eux, sont très efficaces pour soulager la douleur inflammatoire, fréquente en orthopédie, mais leur utilisation prolongée peut entraîner des effets indésirables, notamment au niveau gastro-intestinal et rénal.

Pour les douleurs plus intenses, notamment post-chirurgicales ou liées à des fractures complexes, les **antalgiques de palier 2**, comme le tramadol ou la codéine, peuvent être utilisés. Ces opioïdes faibles agissent directement sur le système nerveux central pour moduler la perception de la douleur. Toutefois, leur utilisation nécessite une surveillance étroite en raison des risques d'effets secondaires, tels que la somnolence, les nausées ou la constipation. Dans les cas de douleurs très intenses, comme après une intervention chirurgicale lourde (par exemple, une arthroplastie de la hanche ou du genou), des **antalgiques de palier 3**, tels que la morphine et ses dérivés, peuvent être prescrits. Ces opioïdes forts sont extrêmement efficaces pour soulager la douleur, mais doivent être administrés sous contrôle médical strict en raison de leurs effets potentiels sur la respiration et du risque de dépendance.

Outre les médicaments, les techniques non pharmacologiques jouent un rôle crucial dans la gestion de la douleur en orthopédie, en particulier dans une approche de long terme ou lorsque l'usage des médicaments doit être limité. L'une des techniques les plus utilisées est la **physiothérapie**, qui combine des exercices de rééducation, des massages et parfois des appareils de stimulation électrique (TENS – Transcutaneous Electrical Nerve Stimulation) pour aider à soulager la douleur et à restaurer la mobilité. Ces techniques sont particulièrement efficaces dans la prise en charge des douleurs chroniques, comme celles associées à l'arthrose ou à la rééducation post-chirurgicale. En stimulant les muscles et en améliorant la circulation sanguine, la physiothérapie contribue à la diminution de la douleur tout en favorisant la guérison.

Les **techniques de relaxation** et de gestion du stress, telles que la **respiration contrôlée**, la **méditation** et la **sophrologie**, peuvent également être très bénéfiques. En effet, la douleur est non seulement une expérience physique, mais aussi une expérience émotionnelle. Le stress, l'anxiété et la fatigue aggravent souvent la perception de la douleur. Les techniques de relaxation permettent au patient de mieux gérer ces émotions négatives, en favorisant une meilleure prise de contrôle sur la douleur. Des approches comme la **pleine conscience (mindfulness)** ou l'hypnose peuvent également être envisagées pour aider à détourner l'attention du patient de la douleur et l'encourager à adopter une attitude plus positive face à son processus de guérison.

La **cryothérapie** (application de froid) et la **thermothérapie** (application de chaleur) sont deux autres méthodes simples et efficaces de gestion de la douleur non pharmacologique en orthopédie. La cryothérapie est particulièrement utile pour réduire l'inflammation et l'œdème après une blessure ou une chirurgie, tandis que la thermothérapie peut soulager les douleurs musculaires et articulaires chroniques en relaxant les tissus et en améliorant la circulation sanguine.

Toutefois, la gestion de la douleur ne repose pas uniquement sur des interventions techniques. Le **rôle de l'écoute** est fondamental dans la relation entre le patient et le soignant, surtout en orthopédie, où les douleurs peuvent être variées et difficiles à évaluer objectivement. Chaque patient vit la douleur de manière différente, en fonction de son seuil de tolérance, de son état psychologique et de ses expériences passées. L'écoute active permet de recueillir des informations précieuses sur l'intensité, la localisation et la nature de la douleur, mais aussi sur son impact émotionnel et fonctionnel. En prenant le temps d'écouter le patient, le soignant est en mesure d'ajuster le traitement en fonction des besoins spécifiques de la personne et de proposer des solutions adaptées à sa situation.

L'écoute permet également d'établir une relation de confiance entre le soignant et le patient, ce qui est essentiel pour une gestion optimale de la douleur. Le patient qui se sent entendu et compris est plus susceptible de suivre les recommandations médicales, de s'impliquer activement dans son processus de guérison et de mieux tolérer les douleurs inévitables liées à la rééducation. De plus, l'écoute offre au patient un espace pour exprimer ses peurs, ses doutes et ses frustrations, qui peuvent aggraver la perception de la douleur. En reconnaissant ces aspects psychologiques, le soignant peut rassurer le patient, diminuer son anxiété et ainsi contribuer indirectement à une réduction de la douleur.

- **Soins des plaies chirurgicales** : Hygiène, prévention des infections et surveillance des cicatrices

Les **soins des plaies chirurgicales** jouent un rôle essentiel dans le processus de guérison post-opératoire, notamment en orthopédie où les interventions sont souvent invasives et impliquent des incisions profondes. Un soin méticuleux des plaies est crucial pour prévenir les infections, favoriser une cicatrisation optimale et surveiller l'évolution des cicatrices afin de détecter toute complication à un stade précoce. La gestion des plaies chirurgicales en orthopédie ne se limite pas à la simple surveillance visuelle, mais intègre un ensemble de pratiques rigoureuses d'**hygiène**, de **prévention des infections** et de

surveillance des cicatrices, qui visent à garantir une récupération rapide et sans complication.

L'importance de l'**hygiène** dans les soins des plaies chirurgicales est primordiale dès les premiers instants qui suivent l'opération. Après la chirurgie, la peau, première barrière naturelle contre les infections, est rompue, exposant les tissus sous-jacents, parfois jusqu'aux os et aux muscles, à des risques d'infection. C'est pourquoi il est indispensable de maintenir un environnement propre et aseptique autour de la plaie. Dès la fin de l'intervention, les soignants doivent appliquer des pansements stériles sur la zone opérée pour la protéger des germes. Ces pansements sont souvent imperméables pour éviter toute contamination externe, notamment par l'eau ou d'autres agents environnementaux.

Le **changement des pansements** doit être effectué selon un protocole rigoureux, en respectant les règles d'asepsie pour éviter toute introduction de micro-organismes. Chaque changement de pansement est une opportunité pour évaluer l'état de la plaie : l'aspect de la peau, la présence ou non de suintement, la couleur de la plaie et les éventuels signes de mauvaise cicatrisation ou d'infection. En cas de suintement abondant ou de présence de liquide purulent, il est nécessaire d'alerter immédiatement l'équipe médicale pour évaluer la gravité de la situation. Les soins de plaies chirurgiques nécessitent donc une hygiène irréprochable : lavage systématique des mains avant et après tout contact avec la plaie, usage de gants stériles et de matériel propre, et désinfection régulière des zones environnantes avec des antiseptiques doux, comme la chlorhexidine, pour éviter l'irritation de la peau.

La **prévention des infections** est un enjeu majeur, particulièrement en orthopédie où des infections post-opératoires peuvent avoir des conséquences graves, comme l'ostéomyélite (infection de l'os) ou une infection du matériel implanté (prothèses ou plaques). La surveillance des signes d'infection commence dès les premières heures après l'opération. Les symptômes d'infection incluent une rougeur intense autour de la plaie, une chaleur excessive, un gonflement, des douleurs inhabituelles, la présence d'un écoulement anormal ou purulent, et une fièvre. Si ces signes apparaissent, il est crucial d'agir rapidement pour éviter que l'infection ne se propage.

Outre les soins locaux, des mesures systémiques sont souvent nécessaires pour prévenir les infections. Les antibiotiques prophylactiques sont fréquemment prescrits après une intervention chirurgicale pour réduire le risque d'infection bactérienne, en particulier dans les cas où du matériel orthopédique a été implanté, comme des prothèses de hanche ou des plaques de fixation osseuse. L'efficacité des antibiotiques dépend non seulement de leur administration en temps opportun, mais aussi de leur dosage et de la durée du traitement, qui doit être rigoureusement suivie.

Le **suivi post-opératoire** est aussi un moment clé pour prévenir les infections, car certaines peuvent survenir plusieurs jours, voire des semaines après l'intervention. Les patients doivent être formés à reconnaître les signes d'infection, à changer eux-mêmes leurs pansements de manière stérile s'ils sont à domicile, et à respecter les consignes de soin pour garder la plaie propre et protégée. Par ailleurs, il est souvent recommandé d'éviter tout contact de la plaie avec de l'eau stagnante (bains, piscines) tant que la cicatrisation n'est pas complète.

La **surveillance des cicatrices** est une composante essentielle des soins post-opératoires, car une cicatrisation normale témoigne de l'évolution favorable de la plaie. La cicatrice passe par plusieurs phases : immédiatement après l'intervention, elle est généralement rouge et légèrement enflée, avec un aspect frais et fragile. Au fil des semaines, elle devient plus ferme et sa couleur commence à pâlir. Cependant, certaines cicatrices peuvent évoluer de manière pathologique, par exemple en devenant hypertrophiques ou chéloïdes, c'est-à-dire qu'elles se développent de manière excessive, formant des bourrelets de tissu cicatriciel. Ces cicatrices peuvent non seulement poser des problèmes esthétiques, mais aussi être douloureuses ou gêner les mouvements, notamment si elles se situent près d'une articulation.

Une surveillance régulière permet de détecter ces anomalies cicatricielles précocement, et des traitements peuvent être mis en place pour améliorer la qualité de la cicatrisation. L'utilisation de crèmes cicatrisantes, de gels à base de silicone ou de pansements compressifs peut aider à réduire les cicatrices hypertrophiques. Dans certains cas, des injections de corticoïdes peuvent être envisagées pour limiter l'inflammation excessive et permettre une cicatrisation plus harmonieuse.

Au-delà de l'aspect esthétique, la qualité de la cicatrisation est également un indicateur de la solidité de la fermeture des tissus profonds. Une mauvaise cicatrisation peut laisser la plaie ouverte à des infections ou entraîner des complications comme des **déhiscentes** (ouvertures spontanées de la plaie), nécessitant parfois une nouvelle intervention chirurgicale pour refermer correctement la zone.

- **Application et surveillance des dispositifs orthopédiques** : Plâtres, attelles, orthèses, et tractions

L'**application et la surveillance des dispositifs orthopédiques** sont des éléments centraux dans le processus de guérison des fractures, des entorses, et autres traumatismes musculo-squelettiques. Les **plâtres**, **attelles**, **orthèses**, et **tractions**jouent un rôle crucial dans l'immobilisation, la stabilisation et la rééducation des os et des articulations blessés. Ces dispositifs visent à maintenir l'alignement correct des structures osseuses et articulaires tout en permettant une guérison optimale. Cependant, leur efficacité repose non seulement sur une application correcte, mais également sur une surveillance rigoureuse afin de prévenir les complications potentielles, telles que les escarres, les infections ou encore les troubles circulatoires.

Le **plâtre** est sans doute l'un des dispositifs les plus utilisés en orthopédie. Il a pour fonction principale d'immobiliser un os fracturé ou une articulation lésée pour permettre une guérison en limitant les mouvements indésirables. Lors de l'application du plâtre, il est crucial de veiller à ce qu'il soit bien ajusté, sans être trop serré, afin de ne pas comprimer les tissus sous-jacents et ainsi éviter les complications circulatoires. L'os ou l'articulation doit être maintenu dans la position correcte pour favoriser la consolidation, et toute erreur dans cet alignement pourrait entraîner une mauvaise cicatrisation ou des déformations. Le plâtre doit également offrir un soutien suffisant, notamment dans les cas de fractures complexes, où la stabilité est essentielle pour prévenir toute aggravation de la blessure.

Une fois le plâtre posé, la **surveillance** est primordiale, surtout dans les premiers jours qui suivent son application. La principale complication à surveiller est le syndrome des loges, une condition grave dans laquelle la pression à l'intérieur du plâtre comprime les muscles et les nerfs, entraînant des douleurs intenses, un engourdissement et, à terme, des dommages irréversibles. Pour prévenir cela, les soignants doivent régulièrement vérifier que le plâtre ne provoque pas de douleur excessive, de gonflement ou de perte de sensibilité. Les extrémités du membre immobilisé, comme les doigts ou les orteils, doivent être contrôlées pour s'assurer qu'elles restent colorées, chaudes et mobiles, ce qui indique une bonne circulation sanguine. Si des signes d'engourdissement, de froid ou de cyanose apparaissent, cela peut indiquer une compression excessive et nécessite une intervention immédiate.

Les **attelles** sont des dispositifs plus flexibles que les plâtres et sont souvent utilisés dans des situations où une immobilisation temporaire ou partielle est nécessaire. Contrairement aux plâtres, qui englobent entièrement le membre, les attelles sont souvent amovibles, ce qui permet une certaine liberté de mouvement, notamment pour faciliter l'hygiène ou la rééducation. Elles sont fréquemment utilisées pour les entorses, les fractures mineures ou les traumatismes des tissus mous. Comme pour le plâtre, l'application correcte de l'attelle est cruciale : elle doit offrir un soutien suffisant pour immobiliser la zone lésée tout en évitant une pression excessive. La **surveillance** est également importante, car les attelles mal ajustées peuvent glisser, entraînant une immobilisation insuffisante, ou au contraire, être trop serrées, provoquant des irritations cutanées ou des troubles circulatoires.

Les **orthèses**, quant à elles, sont des dispositifs qui permettent de soutenir, de stabiliser ou de corriger une articulation ou un membre tout en permettant un certain degré de mouvement contrôlé. Elles sont souvent utilisées en phase de rééducation ou pour des pathologies chroniques, comme l'arthrose ou les instabilités ligamentaires. Par exemple, une **genouillère** peut être prescrite après une chirurgie du ligament croisé antérieur pour stabiliser le genou tout en permettant au patient de commencer la rééducation. Les orthèses peuvent également être utilisées à long terme pour compenser des déficits fonctionnels, comme dans les cas de paralysie partielle. Leur application correcte est essentielle pour garantir un soutien adéquat sans gêner la fonction articulaire. De plus, la surveillance des points de pression sous l'orthèse est cruciale, car des frictions répétées peuvent entraîner des irritations cutanées, des plaies ou même des escarres chez les patients les plus vulnérables.

Enfin, les **tractions** sont une méthode plus complexe utilisée principalement dans les cas de fractures graves ou déplacées, où une force continue est appliquée pour réaligner les os avant ou pendant le processus de guérison. Les tractions peuvent être **cutanées** ou **squelettiques**, selon la manière dont la force est appliquée. Dans les tractions cutanées, des bandes adhésives ou des sangles sont placées sur la peau et reliées à un système de poids qui applique une force de traction constante. Dans les tractions squelettiques, des broches ou des vis sont insérées directement dans l'os, et la force est appliquée via ces dispositifs. Ce type de traction est souvent utilisé dans les fractures du fémur ou du bassin, où un alignement précis est essentiel pour éviter des séquelles fonctionnelles.

La **surveillance des tractions** est particulièrement exigeante, car tout désalignement ou dysfonctionnement du dispositif peut compromettre l'efficacité du traitement. Le soignant doit vérifier régulièrement la tension des poids et s'assurer que le système est bien aligné. La peau sous les dispositifs de traction cutanée doit être inspectée régulièrement pour détecter tout signe d'irritation, de blessure ou de nécrose cutanée. Dans le cas des tractions squelettiques, l'hygiène autour des broches ou des vis est cruciale pour prévenir les infections, qui pourraient se propager aux os et provoquer des complications graves, comme l'ostéomyélite. Ces zones doivent être nettoyées régulièrement avec des solutions antiseptiques, et tout signe d'inflammation ou de douleur excessive doit être rapporté immédiatement.

- **Prise en charge des patients post-opératoires** : Surveillance des constantes, gestion des drains et surveillance des complications

La **prise en charge des patients post-opératoires** est une phase cruciale dans le processus de rétablissement, en particulier en orthopédie, où les interventions chirurgicales peuvent être lourdes et complexes. Après une opération, le patient doit être étroitement surveillé pour s'assurer que la guérison progresse normalement, tout en prévenant et en traitant rapidement toute complication. Cette prise en charge repose sur la surveillance des constantes vitales, la gestion des drains chirurgicaux, et l'observation attentive des signes de complications. Ces éléments jouent un rôle clé pour garantir une récupération sans heurts et minimiser les risques post-opératoires.

La **surveillance des constantes vitales** est une des premières étapes dans la prise en charge post-opératoire. Immédiatement après la chirurgie, les constantes du patient sont surveillées de manière intensive pour s'assurer que l'organisme tolère bien le choc opératoire et l'anesthésie. Les principales constantes à surveiller sont la **fréquence cardiaque**, la **tension artérielle**, la

fréquence respiratoire, la **température corporelle** et la **saturation en oxygène**. Une fréquence cardiaque anormalement élevée (tachycardie) ou une baisse soudaine de la tension artérielle peut indiquer une hémorragie interne ou un choc hypovolémique. De même, une fièvre ou une altération de la fréquence respiratoire peut être le signe précoce d'une infection ou d'une complication pulmonaire, comme une embolie ou une pneumonie. Ces constantes doivent donc être mesurées régulièrement, en particulier dans les premières heures après l'intervention, et toute déviation par rapport à la normale doit être immédiatement signalée et prise en charge.

En orthopédie, la gestion des **drains chirurgicaux** est un autre aspect fondamental du suivi post-opératoire. Les drains sont souvent placés à proximité des sites opératoires pour évacuer les liquides qui peuvent s'accumuler, tels que le sang ou les exsudats, et ainsi prévenir la formation d'hématomes ou d'infections. Ces dispositifs permettent de maintenir un environnement propre autour de la plaie, favorisant une guérison rapide. Le soignant doit surveiller le **débit** des drains et l'aspect du liquide qui s'en écoule. Un écoulement sanguinolent est normal dans les premières heures suivant la chirurgie, mais il doit progressivement diminuer et s'éclaircir. Si le débit reste important ou si le liquide devient purulent, cela peut être le signe d'une complication telle qu'une hémorragie ou une infection du site opératoire. Dans ces cas, le chirurgien doit être informé rapidement pour ajuster le traitement, que ce soit en réintervenant ou en administrant des antibiotiques.

Les drains doivent également être manipulés avec soin pour éviter toute contamination. Les zones où les drains sont insérés dans la peau doivent être maintenues propres et désinfectées régulièrement pour prévenir l'introduction de germes. De plus, les drains doivent être retirés au moment opportun, en fonction du volume de liquide drainé et de l'évolution de la plaie. Si un drain est laissé en place trop longtemps, il peut lui-même devenir une source d'infection. C'est pourquoi il est crucial de suivre le protocole de gestion des drains avec rigueur, en assurant un suivi régulier et en adaptant les soins au jour le jour.

Outre la gestion des constantes et des drains, la **surveillance des complications post-opératoires** est un aspect central de la prise en charge. En orthopédie, les complications peuvent inclure des infections, des thromboses, des embolies, des déhiscences de plaie ou des complications spécifiques liées à l'implantation de matériel, comme des prothèses. L'infection est l'une des complications les plus redoutées après une chirurgie orthopédique, car elle peut affecter non seulement la plaie superficielle, mais aussi les os ou le matériel implanté, entraînant des conséquences graves comme l'ostéomyélite. Les signes d'infection à surveiller incluent une fièvre persistante, une douleur croissante, une rougeur ou un gonflement autour de la plaie, et l'apparition d'un écoulement purulent. En cas d'infection, une intervention rapide est cruciale pour éviter des dommages permanents et empêcher la propagation de l'infection.

Les complications thromboemboliques, comme la **thrombose veineuse profonde** ou l'**embolie pulmonaire**, sont également des risques importants après les chirurgies orthopédiques, notamment après des interventions sur les membres inférieurs. L'immobilisation prolongée et les perturbations circulatoires augmentent le risque de formation de caillots sanguins dans les veines profondes des jambes, qui peuvent se détacher et migrer vers les poumons, provoquant une embolie pulmonaire potentiellement fatale. Pour prévenir ces complications, des mesures préventives sont souvent mises en place dès le début de la période post-opératoire, comme l'administration d'anticoagulants, l'utilisation de bas de contention ou de dispositifs de compression pneumatique intermittente, ainsi que la mobilisation précoce du patient. Les soignants doivent être attentifs aux signes de thrombose, tels que la douleur et le gonflement d'un membre, et aux signes d'embolie pulmonaire, comme une douleur thoracique soudaine, des difficultés respiratoires ou une baisse de la saturation en oxygène. Si ces signes apparaissent, une prise en charge en urgence est nécessaire.

Enfin, une **surveillance rigoureuse de la plaie** est indispensable pour s'assurer que la cicatrisation progresse normalement. Les pansements doivent être changés régulièrement, en respectant les règles d'asepsie, et la plaie doit être inspectée à chaque changement. Les signes de déhiscence de la plaie, c'est-à-dire lorsque les bords de la plaie se rouvrent, doivent être surveillés attentivement. Cette complication peut nécessiter une nouvelle intervention chirurgicale pour refermer correctement la plaie et éviter des infections ou des retards dans la guérison.

- **Prévention des chutes et des complications liées à l'immobilisation** : Mesures à prendre pour limiter les risques

La **prévention des chutes** et des complications liées à l'immobilisation est un enjeu majeur dans la prise en charge des patients en orthopédie, en particulier ceux qui viennent de subir une intervention chirurgicale ou qui se trouvent temporairement limités dans leur mobilité à cause de fractures, d'entorses, ou de maladies dégénératives. L'immobilisation prolongée et la perte de mobilité augmentent non seulement le risque de chute, mais exposent également les patients à de nombreuses complications, telles que l'atrophie musculaire, les escarres, les troubles circulatoires et les problèmes respiratoires. Il est donc essentiel de mettre en place des **mesures préventives** pour limiter ces risques et favoriser une récupération en toute sécurité.

La **prévention des chutes** est prioritaire, car les patients en orthopédie, en raison de leur état de fragilité, sont plus susceptibles de tomber, que ce soit en phase post-opératoire ou pendant leur rééducation. Les chutes peuvent entraîner de nouvelles fractures, des entorses ou des blessures graves, retardant ainsi le processus de guérison. Pour réduire ce risque, la première étape consiste à évaluer le **niveau de risque** de chaque patient dès son admission, en prenant en compte des facteurs tels que son âge, son état de santé général, ses antécédents de chutes et son niveau de mobilité. Un plan personnalisé de prévention peut alors être mis en place en fonction de cette évaluation.

Une mesure préventive essentielle consiste à **sécuriser l'environnement** dans lequel évolue le patient. Dans les services hospitaliers, cela inclut l'organisation de l'espace autour du lit : veiller à ce que les objets nécessaires, comme la sonnette d'appel, l'eau ou les télécommandes, soient à portée de main. Le lit doit être ajusté à une hauteur appropriée pour permettre au patient de se lever et de s'asseoir facilement, et des barres d'appui peuvent être installées pour faciliter les transferts. Les patients doivent également être équipés de **chaussures adaptées**, antidérapantes, qui réduisent le risque de glissade lors des déplacements. Si un patient présente un risque élevé de chute, des dispositifs d'alarme peuvent être installés pour alerter les soignants en cas de mouvement imprévu ou de tentative de se lever sans assistance.

Un autre aspect clé de la prévention des chutes est la **mobilisation encadrée** du patient. Dès que l'état de santé du patient le permet, une mobilisation précoce est encouragée, sous la supervision d'un soignant ou d'un kinésithérapeute. L'objectif est de restaurer progressivement la force musculaire et l'équilibre, tout en limitant le risque de chute grâce à un accompagnement sécurisé. Les aides à la marche, telles que les déambulateurs ou les cannes, sont souvent nécessaires pour soutenir les premiers déplacements. Ces dispositifs doivent être ajustés correctement et utilisés sous la supervision d'un professionnel pour s'assurer que le patient les maîtrise avant de les utiliser de manière autonome.

Outre les risques de chute, l'immobilisation prolongée présente d'autres **complications** sérieuses, notamment l'**atrophie musculaire**. Lorsque les muscles ne sont pas sollicités pendant une longue période, ils perdent de leur masse et de leur force, ce qui rend la rééducation plus difficile et prolonge la durée de récupération. Pour prévenir cette atrophie, des **mobilisations passives** et **actives** doivent être mises en place dès que possible. Les mobilisations passives, effectuées par le soignant ou le kinésithérapeute, aident à maintenir la mobilité des articulations et à stimuler la circulation sanguine, même lorsque le patient est incapable de bouger par lui-même. Une fois que l'état du patient s'améliore, les **mobilisations actives**, où le patient participe activement à ses exercices, sont introduites pour renforcer progressivement les muscles et restaurer la fonction motrice.

L'**apparition d'escarres** est une autre complication fréquente liée à l'immobilisation prolongée. Les escarres, ou ulcères de pression, se forment lorsque la peau et les tissus sous-jacents sont comprimés de manière continue, ce qui réduit l'apport en sang et en oxygène et provoque la nécrose des tissus. Pour prévenir les escarres, il est essentiel de **changer régulièrement la position** du patient immobilisé, idéalement toutes les deux heures, afin de soulager la pression exercée sur les points de contact prolongé comme les talons, le sacrum ou les coudes. Des **matelas et coussins anti-escarres**peuvent également être utilisés pour répartir la pression de manière plus uniforme et réduire le risque de lésions cutanées. La peau doit être surveillée attentivement pour repérer tout signe précoce d'escarres, comme une rougeur persistante, et des soins cutanés appropriés doivent être mis en place pour maintenir l'hydratation et l'intégrité de la peau.

L'**immobilisation prolongée** présente également des risques pour la **circulation sanguine**, notamment le développement de thromboses veineuses profondes (TVP). Ces caillots sanguins se forment souvent dans les veines des jambes à la suite d'une immobilisation prolongée et peuvent entraîner des complications graves, telles qu'une embolie pulmonaire si le caillot se détache et migre vers les poumons. Pour prévenir ce risque, des **bas de contention** ou des **dispositifs de compression pneumatique intermittente** sont fréquemment utilisés pour améliorer le retour veineux. L'administration d'anticoagulants peut également être prescrite pour fluidifier le sang chez les patients à haut risque. Une **mobilisation précoce**, même si elle est limitée à de simples mouvements des pieds ou des jambes, contribue également à prévenir la formation de caillots en stimulant la circulation.

Enfin, l'immobilisation peut entraîner des **complications respiratoires**, en particulier chez les patients âgés ou ayant des antécédents de maladies pulmonaires. Le manque de mouvement réduit l'expansion des poumons et favorise la stagnation des sécrétions, augmentant ainsi le risque d'infections pulmonaires telles que la pneumonie. Pour prévenir ces complications, des **exercices respiratoires** sont souvent recommandés, comme l'utilisation d'un spiromètre incitatif, qui encourage les patients à prendre de grandes inspirations et à mobiliser pleinement leurs poumons. Une **mobilisation précoce** et des **changements de position fréquents** aident également à améliorer la respiration et à réduire les risques de complications pulmonaires.

Chapitre 4

Accompagnement et soutien des patients en orthopédie

- **Accueil du patient en service d'orthopédie** : Première prise de contact, recueil des informations, préparation psychologique à l'intervention

L'**accueil du patient en service d'orthopédie** est une étape clé qui conditionne la qualité de la prise en charge et la confiance du patient envers l'équipe soignante. Cette phase initiale, souvent marquée par de l'anxiété et de l'incertitude pour le patient, est cruciale pour établir une relation de confiance, rassurer et préparer mentalement à l'intervention. Elle comprend trois dimensions essentielles : la **première prise de contact**, le **recueil des informations médicales et personnelles**, et la **préparation psychologique à l'intervention**. Ces étapes visent à offrir au patient un accompagnement global et humain, au-delà de l'aspect purement technique de l'intervention chirurgicale.

La **première prise de contact** est fondamentale pour instaurer une relation bienveillante entre le patient et l'équipe soignante. Dès son arrivée en service d'orthopédie, le patient est accueilli par un soignant qui se présente et l'informe du déroulement de son hospitalisation. Ce premier échange, souvent teinté de stress pour le patient, est l'occasion pour l'aide-soignant ou l'infirmier de poser les bases d'une relation de confiance. L'accueil doit être à la fois professionnel et chaleureux : il est important de répondre aux premières interrogations du patient, de le rassurer sur l'équipe médicale qui le prendra en charge et de lui expliquer, de manière claire et accessible, le déroulement des différentes étapes de son séjour, notamment en vue de son opération.

Le **recueil des informations médicales** est ensuite une étape incontournable pour assurer une prise en charge personnalisée. Lors de l'admission, il est essentiel de recueillir un maximum d'informations sur l'état de santé du patient, ses antécédents médicaux, ses allergies, les traitements qu'il suit, et tout autre élément pertinent pour l'intervention à venir. L'équipe soignante doit aussi vérifier les derniers examens effectués (radiographies, IRM, bilans sanguins), ainsi que les recommandations données par le chirurgien orthopédique ou l'anesthésiste. Il s'agit de créer un dossier complet qui guidera les soins tout au long du séjour du patient en orthopédie.

Ce recueil d'informations va au-delà de l'aspect strictement médical. Il est également crucial de **prendre en compte les aspects personnels et psychosociaux** du patient. Sa situation familiale, son environnement de vie, son niveau d'autonomie et ses besoins spécifiques après l'opération sont autant d'éléments qui permettront de mieux anticiper sa convalescence. Par exemple, savoir si le patient vit seul ou bénéficie d'un soutien familial peut orienter les décisions concernant les soins post-opératoires ou le retour à domicile. De plus, une attention particulière doit être portée aux patients présentant des vulnérabilités spécifiques, telles que les personnes âgées, les patients souffrant de troubles cognitifs ou ceux en situation de handicap.

Après la collecte des informations, l'une des étapes les plus sensibles et importantes de l'accueil est la **préparation psychologique à l'intervention**. La chirurgie orthopédique, qu'il s'agisse d'une pose de prothèse, de la réparation d'une fracture ou d'une intervention plus complexe sur la colonne vertébrale, est souvent source d'angoisse pour les patients. La peur de la douleur, des complications, ou de l'anesthésie, ainsi que l'inquiétude concernant la récupération, sont des préoccupations légitimes que le patient peut ne pas toujours verbaliser spontanément. Il est donc essentiel que l'équipe soignante prenne le temps d'échanger avec lui pour comprendre ses craintes et y répondre de manière adaptée.

La **préparation psychologique** commence par une information claire et complète sur l'intervention à venir. Expliquer au patient le déroulement de la chirurgie, les gestes qui seront réalisés, les étapes de l'anesthésie, et ce qu'il peut ressentir après l'opération permet de démystifier l'acte chirurgical et de réduire l'anxiété. Il est important de s'assurer que le patient a bien compris chaque étape et qu'il sait à quoi s'attendre, notamment en termes de douleur post-opératoire et de durée de récupération. Cette information doit être délivrée avec empathie et patience, en adaptant le discours au niveau de compréhension du patient.

La **gestion de la douleur** est un autre point qui doit être abordé pour rassurer le patient. L'équipe soignante doit expliquer les mesures qui seront prises pour contrôler la douleur après l'intervention, en détaillant les différents types d'antalgiques utilisés et les méthodes non pharmacologiques qui peuvent être mises en place, comme la cryothérapie ou la relaxation. Le fait de savoir que la douleur sera surveillée et maîtrisée contribue à diminuer l'anxiété préopératoire.

En outre, il est essentiel de préparer le patient à sa **rééducation** post-opératoire. Les interventions en orthopédie nécessitent souvent une rééducation prolongée, que ce soit pour retrouver la mobilité articulaire, renforcer les muscles ou éviter les complications liées à l'immobilisation. Le patient doit être informé du rôle clé de la rééducation dans sa récupération, afin qu'il s'implique activement dès le début du processus. Cette préparation mentale à l'effort et à la durée de la convalescence est primordiale pour éviter la démotivation ou le découragement après l'opération.

Enfin, un aspect souvent sous-estimé, mais essentiel, est l'**écoute active**. La phase d'accueil est le moment où le patient peut s'exprimer librement sur ses attentes, ses inquiétudes ou ses besoins spécifiques. L'équipe soignante doit créer un climat de confiance où le patient se sent écouté et respecté. Chaque patient étant unique, il est crucial de reconnaître l'individualité de son parcours, ses peurs, et ses préoccupations. Cette écoute active permet de personnaliser la prise en charge, mais aussi de renforcer le sentiment de sécurité et d'accompagnement.

- **L'éducation thérapeutique** : Préparer le patient à sa rééducation et à son autonomie

L'**éducation thérapeutique** occupe une place centrale dans la prise en charge des patients en orthopédie, en particulier lorsque la rééducation et le retour à l'autonomie sont des étapes cruciales du rétablissement. L'objectif de l'éducation thérapeutique est de fournir au patient les connaissances, les compétences et le soutien nécessaires pour qu'il devienne acteur de sa propre santé. Préparer un patient à sa rééducation, que ce soit après une intervention chirurgicale ou un traitement orthopédique conservateur, va bien au-delà de la simple information. Il s'agit d'un processus d'accompagnement qui vise à renforcer la confiance du patient en ses capacités, à prévenir les complications et à favoriser un retour à l'autonomie durable et serein.

L'une des premières étapes de l'éducation thérapeutique est **l'information claire et personnalisée**. Il est essentiel d'expliquer au patient les objectifs de la rééducation, les bénéfices qu'il peut en attendre et le rôle actif qu'il devra jouer tout au long du processus. Dans un contexte orthopédique, la rééducation vise à restaurer la mobilité, la force musculaire et la fonction articulaire après une intervention telle qu'une pose de prothèse ou la réparation d'une fracture. Cependant, ces objectifs peuvent paraître abstraits ou lointains pour le patient. L'équipe soignante doit donc décomposer ces objectifs en étapes concrètes, compréhensibles et réalistes, adaptées à l'état de santé et aux capacités spécifiques du patient.

La **préparation mentale** à la rééducation est tout aussi importante que la préparation physique. Pour de nombreux patients, la rééducation représente un effort considérable, souvent associé à des douleurs ou des inconforts. L'éducation thérapeutique aide à gérer ces attentes en expliquant que la rééducation est un processus graduel et parfois long, mais nécessaire pour retrouver une autonomie maximale. Le patient doit comprendre que certaines douleurs sont normales pendant les exercices de rééducation et qu'elles ne signifient pas une aggravation de sa condition, mais plutôt une étape vers la guérison. Ce type d'information aide à diminuer l'anxiété et à renforcer la persévérance du patient face aux défis physiques qu'il pourrait rencontrer.

L'éducation thérapeutique comprend également l'enseignement des **exercices spécifiques** que le patient devra réaliser, que ce soit avec l'aide d'un kinésithérapeute ou de manière autonome à domicile. Il ne s'agit pas seulement de donner des consignes, mais de s'assurer que le patient comprend bien chaque exercice, son objectif, la manière correcte de le réaliser et la fréquence à respecter. Par exemple, après une prothèse de genou, des exercices de flexion-extension gradués sont essentiels pour récupérer la mobilité articulaire. Il est crucial que le patient comprenne que ces exercices doivent être effectués régulièrement et avec rigueur pour éviter une raideur articulaire permanente. En orthopédie, où la rééducation physique est souvent exigeante, la **motivation** du patient est déterminante pour atteindre les résultats escomptés. Le rôle de l'équipe soignante est donc de soutenir cette motivation en encourageant les progrès, aussi modestes soient-ils, et en adaptant les exercices au rythme du patient.

L'un des aspects clés de l'éducation thérapeutique est également de préparer le patient à son **autonomie quotidienne**. Après une intervention orthopédique, en particulier chez les personnes âgées ou les patients atteints de maladies chroniques, la récupération complète ne se limite pas aux exercices de rééducation. Le patient doit être capable de gérer seul ses activités de la vie quotidienne, comme se lever, s'habiller, se laver ou marcher, en tenant compte de ses nouvelles capacités physiques. L'équipe soignante doit donc enseigner des **gestes adaptés** pour éviter les chutes ou les blessures. Par exemple, après une prothèse de hanche, il est essentiel d'apprendre au patient à éviter les mouvements qui pourraient provoquer une luxation, comme croiser les jambes ou se pencher trop en avant. Les aides techniques, comme les cannes, les déambulateurs ou les sièges de bain, doivent être présentées au patient, et il doit apprendre à les utiliser correctement pour maximiser son autonomie tout en réduisant les risques.

Au-delà des exercices physiques et des gestes du quotidien, l'éducation thérapeutique aborde aussi la **gestion de la douleur** et des **inconforts post-opératoires**. En orthopédie, la douleur est souvent un facteur limitant dans la rééducation. Il est donc crucial de bien informer le patient sur les moyens de contrôler cette douleur, que ce soit par des médicaments, des techniques non pharmacologiques comme l'application de froid ou des techniques de relaxation. Comprendre que la gestion de la douleur est une partie intégrante de la rééducation permet au patient de mieux s'impliquer dans son traitement et d'éviter l'évitement des exercices par peur de la douleur.

L'éducation thérapeutique inclut aussi une dimension **préventive**. Il est important de sensibiliser le patient aux signes de complications potentielles, comme les infections ou les thromboses, et de lui apprendre à reconnaître les symptômes qui doivent l'alerter. Par exemple, après une chirurgie de la hanche ou du genou, des signes tels qu'une rougeur excessive, un gonflement ou une douleur anormale doivent être immédiatement signalés pour prévenir des complications graves. Cette capacité à surveiller soi-même son état de santé est un élément clé de l'autonomie et contribue à réduire les réhospitalisations et les complications à long terme.

Enfin, l'éducation thérapeutique se poursuit souvent au-delà de la période immédiate de rééducation et inclut des conseils sur le **mode de vie** à adopter pour préserver les bénéfices de l'intervention. Cela peut inclure des recommandations sur l'activité physique régulière, l'alimentation, le contrôle du poids (qui est particulièrement important pour soulager les articulations en cas de prothèse), ainsi que des conseils pour éviter les mouvements ou les activités à risque. L'objectif est que le patient puisse reprendre une vie aussi normale que possible tout en maintenant les progrès acquis grâce à la rééducation.

- **Le soutien psychologique** : Accompagnement du patient face à la douleur, à l'anxiété et aux longues périodes de convalescence

Le **soutien psychologique** est une composante essentielle de la prise en charge en orthopédie, où la douleur physique, l'anxiété liée à la chirurgie ou à l'immobilisation, ainsi que les longues périodes de convalescence, peuvent profondément affecter le bien-être mental du patient. Une intervention chirurgicale ou un traumatisme orthopédique entraîne non seulement des défis physiques, mais aussi des répercussions émotionnelles importantes. Accompagner le patient sur le plan psychologique permet de mieux gérer ces aspects, d'améliorer la récupération et de favoriser un retour plus serein à la vie normale. L'écoute, l'empathie et la compréhension des peurs et des préoccupations du patient sont des piliers fondamentaux de cet accompagnement.

La **douleur** est souvent au cœur des préoccupations du patient en orthopédie, qu'elle soit aiguë après une intervention ou chronique dans le cadre de pathologies dégénératives comme l'arthrose. La douleur n'est pas seulement une sensation physique ; elle affecte également l'état psychologique du patient, créant de l'anxiété, de la frustration et parfois même du désespoir, surtout lorsque la douleur persiste ou devient invalidante. L'un des rôles clés du soutien psychologique est d'aider le patient à comprendre et à mieux gérer sa douleur. En lui expliquant les mécanismes de la douleur, et surtout en lui montrant que des moyens efficaces existent pour la contrôler (tant médicamenteux que non médicamenteux), le patient peut se sentir moins impuissant face à sa souffrance.

Le **dialogue** est essentiel pour permettre au patient de verbaliser sa douleur, de l'objectiver et de la partager avec l'équipe soignante. Beaucoup de patients hésitent à parler de leur douleur ou à la minimiser, pensant que c'est une étape inévitable qu'ils doivent traverser seuls. En leur offrant un espace d'écoute et de soutien, les soignants permettent au patient de s'exprimer librement et de se sentir pris en compte. Ce sentiment de reconnaissance et de validation est fondamental pour réduire l'isolement émotionnel souvent lié à la douleur chronique. La gestion de la douleur doit donc intégrer une dimension psychologique, en plus des traitements physiques et pharmacologiques.

L'**anxiété** est une autre réaction courante face à une intervention chirurgicale ou à une immobilisation prolongée. L'incertitude quant à l'issue de la chirurgie, la peur des complications, ou encore l'inquiétude face à la rééducation future sont autant de sources de stress pour les patients. Le soutien psychologique peut aider à canaliser ces angoisses. Une des premières étapes est de fournir au patient des **informations claires et précises** sur ce qu'il va vivre, tant au niveau de l'intervention que de la récupération. Souvent, l'anxiété naît de la méconnaissance de ce qui va se passer et de l'imagination d'éventuels scénarios négatifs. Expliquer le déroulement de l'opération, les soins post-opératoires, les techniques de gestion de la douleur, et les étapes de la rééducation aide à réduire cette incertitude et à rassurer le patient.

Outre l'information, des techniques de **gestion du stress** peuvent être mises en place pour aider les patients à mieux appréhender les moments difficiles. Des techniques de relaxation, de respiration contrôlée, ou même de visualisation positive peuvent être enseignées pour aider le patient à se détendre avant l'opération ou pendant sa convalescence. Ces techniques ont démontré leur efficacité pour réduire l'anxiété préopératoire et faciliter la récupération, car elles permettent de réduire les tensions musculaires et d'améliorer la capacité du patient à faire face à la douleur ou à l'inconfort.

Le soutien psychologique devient particulièrement important durant les **longues périodes de convalescence**, qui peuvent entraîner une sensation de découragement, voire de dépression. L'immobilisation prolongée, l'incapacité à réaliser des activités quotidiennes ou à participer à la vie sociale et professionnelle peuvent provoquer un sentiment de frustration, de dépendance et de perte de contrôle. Pour certains patients, cette période s'accompagne d'une perte de confiance en leur capacité à retrouver leur niveau de fonctionnement antérieur, notamment après une intervention orthopédique majeure comme une prothèse de hanche ou de genou. Le rôle des soignants et des psychologues est de **renforcer la résilience** du patient face à ces épreuves en l'aidant à maintenir un état d'esprit positif et en soulignant chaque progrès, aussi minime soit-il.

Une stratégie efficace consiste à fixer des **objectifs progressifs** de rééducation, qui permettent au patient de se concentrer sur des étapes intermédiaires plutôt que de se sentir submergé par l'ensemble du processus de récupération. Cette approche de petits objectifs permet au patient de voir concrètement ses progrès, même si ceux-ci sont lents, et de maintenir sa motivation. En valorisant chaque réussite, l'équipe soignante renforce l'estime de soi du patient et sa confiance dans sa capacité à surmonter les défis.

De plus, le **soutien familial et social** joue un rôle clé dans la gestion psychologique des longues convalescences. Il est important d'intégrer la famille et les proches dans la prise en charge, car leur présence et leur soutien émotionnel sont des facteurs cruciaux pour le bien-être du patient. Les soignants peuvent également jouer un rôle en aidant la famille à comprendre les défis que traverse le patient, afin qu'elle puisse l'accompagner de manière constructive tout au long de sa récupération.

Enfin, pour certains patients, il peut être nécessaire de proposer un **suivi psychologique** plus approfondi, notamment lorsqu'ils présentent des signes de dépression, de perte de motivation ou de désespoir. Dans ces cas, l'intervention d'un psychologue ou d'un psychiatre peut être bénéfique pour travailler sur les émotions négatives, reconstruire l'image de soi, et aider à traverser cette période difficile de convalescence. Ce soutien psychologique complémentaire permet de traiter les aspects émotionnels et mentaux de la récupération, qui sont tout aussi importants que les aspects physiques.

Chapitre 5

Ergonomie et sécurité pour le soignant en orthopédie

- **Techniques de manutention des patients** : Comment éviter les troubles musculo-squelettiques (TMS)

Les **techniques de manutention des patients** sont essentielles pour assurer non seulement le confort et la sécurité des patients, mais aussi la protection des soignants contre les **troubles musculo-squelettiques (TMS)**, qui représentent l'une des principales causes d'arrêt de travail dans le secteur des soins. Les TMS, qui incluent des affections comme les lombalgies, les tendinites ou les hernies discales, sont généralement causés par des gestes inadaptés, des postures contraignantes ou des mouvements répétitifs lors des transferts ou de la mobilisation des patients. En adoptant des techniques de manutention appropriées et en utilisant des dispositifs d'assistance, il est possible de prévenir efficacement ces troubles et d'assurer un environnement de travail plus sûr pour les soignants.

La première étape pour prévenir les TMS lors de la manutention des patients est l'**évaluation préalable** de la situation. Avant de déplacer un patient, le soignant doit prendre le temps d'analyser les besoins spécifiques du patient, sa mobilité, son poids, ainsi que les éventuels obstacles dans l'environnement (comme la disposition du lit, des meubles ou du matériel médical). Une mauvaise préparation, comme un espace de travail encombré ou mal aménagé, peut rendre le geste de manutention plus difficile et augmenter le risque de blessure pour le soignant. Il est donc essentiel de toujours s'assurer que la zone autour du patient est dégagée et que tout le matériel nécessaire est à portée de main avant de procéder au déplacement ou à la mobilisation.

Une des règles fondamentales des techniques de manutention est de **protéger le dos**. La manutention des patients impose souvent de soulever ou de manipuler des charges importantes, ce qui peut solliciter le dos de manière excessive si les gestes ne sont pas réalisés correctement. Pour protéger le dos, il est primordial de toujours **plier les genoux** plutôt que de se pencher en avant lorsque l'on soulève un patient. Le soignant doit se rapprocher au maximum du patient, garder le dos droit et utiliser la force des jambes pour se redresser. Cela permet de répartir l'effort sur les muscles des cuisses et d'éviter les contraintes sur les vertèbres lombaires, qui sont souvent à l'origine de lombalgies ou de hernies discales.

Il est également important de **maintenir une posture stable** lors de la manutention. Les pieds doivent être écartés à la largeur des épaules pour assurer une bonne base d'appui, et les mouvements de torsion du dos doivent être évités autant que possible. Si le soignant doit pivoter pour déplacer un patient, il est préférable de **faire pivoter le corps entier** en utilisant les pieds, plutôt que de faire une rotation du tronc qui pourrait endommager la colonne vertébrale.

L'**utilisation de l'équipement d'assistance** est une autre mesure essentielle pour prévenir les TMS. Des aides techniques comme les **lève-personnes**, les **coussinets de glisse**, ou les **ceintures de transfert** sont conçus pour réduire l'effort physique du soignant et sécuriser la mobilisation des patients. Le lève-personne, par exemple, permet de soulever un patient en toute sécurité, que ce soit pour le sortir du lit ou pour l'installer dans un fauteuil, en éliminant presque totalement la contrainte physique sur le dos du soignant. De même, les coussins de glisse facilitent le transfert des patients d'un lit à un fauteuil en réduisant les frictions, ce qui permet de minimiser l'effort nécessaire et d'éviter des gestes répétitifs susceptibles d'entraîner des TMS.

Cependant, il est essentiel que le personnel soignant soit **formé à l'utilisation correcte de ces équipements**. L'équipement d'assistance, bien qu'efficace, peut devenir inefficace ou même dangereux s'il n'est pas utilisé correctement. Une formation régulière sur les nouvelles techniques de manutention et l'utilisation des dispositifs d'aide est donc indispensable pour réduire les risques de blessures tant pour les soignants que pour les patients.

La manutention des patients implique également des **mouvements en équipe**, notamment pour les transferts plus complexes ou pour les patients de forte corpulence. Dans ces situations, il est crucial de **travailler en coordination** avec un ou plusieurs collègues pour partager la charge. La communication est essentielle pour synchroniser les mouvements : avant chaque transfert, les membres de l'équipe doivent se mettre d'accord sur les étapes et les consignes, et s'assurer que tout le monde est prêt à agir simultanément. Un transfert bien coordonné réduit non seulement le risque de blessure pour les soignants, mais assure également un déplacement plus fluide et confortable pour le patient.

Outre l'utilisation de la bonne technique, l'**entretien physique** des soignants est un facteur important dans la prévention des TMS. Le travail en soins, et notamment en orthopédie, est exigeant sur le plan physique, et il est recommandé que les soignants pratiquent régulièrement des exercices de renforcement musculaire, en particulier pour les muscles du dos et des jambes, afin de réduire les risques de blessure. De plus, des exercices de **souplesse** et des techniques de relaxation musculaire, comme le stretching ou le yoga, peuvent aider à maintenir une bonne flexibilité articulaire et à soulager les tensions accumulées au cours de la journée de travail.

Enfin, la prévention des TMS passe également par la **gestion des pauses** et la prise de conscience de ses propres limites. Soulever et mobiliser des patients toute la journée peut générer une fatigue importante, et il est essentiel que les soignants prennent le temps de se reposer et de récupérer pour éviter d'exacerber les risques de blessures. Apprendre à reconnaître les premiers signes de fatigue ou de douleur, comme des tensions dans le dos ou les épaules, et ajuster ses mouvements ou demander de l'aide en cas de besoin, sont des comportements essentiels pour prévenir les TMS à long terme.

- **Utilisation des aides techniques** : Chaises, lève-personnes, et autres dispositifs pour faciliter le travail quotidien

L'**utilisation des aides techniques** dans le cadre des soins en orthopédie est essentielle pour faciliter le travail quotidien des soignants et assurer la sécurité et le confort des patients. Ces dispositifs, tels que les **chaises adaptées**, les **lève-personnes** et d'autres outils d'assistance, jouent un rôle crucial dans la gestion des déplacements, des transferts et de l'immobilisation des patients. En réduisant l'effort physique des soignants et en minimisant les risques de blessures pour les patients, ces aides techniques optimisent la qualité des soins tout en prévenant l'apparition de troubles musculo-squelettiques (TMS) chez les professionnels de santé.

Parmi les dispositifs les plus utilisés, les **chaises adaptées** occupent une place centrale dans la gestion quotidienne des patients à mobilité réduite. Il existe plusieurs types de chaises, chacune adaptée à des besoins spécifiques. Par exemple, les **chaises de douche** ou les **chaises percées** permettent aux patients ayant des difficultés à se tenir debout de maintenir leur autonomie pendant l'hygiène ou l'élimination. Ces dispositifs sont conçus pour offrir stabilité et sécurité, réduisant ainsi le risque de chute pendant des activités critiques. Leur utilisation est non seulement bénéfique pour le patient, mais elle simplifie également le travail des soignants en évitant les manipulations complexes ou risquées.

Les **fauteuils roulants** et les **chaises de transfert** sont également des aides techniques incontournables pour le transport des patients. Ces dispositifs permettent de déplacer facilement les patients d'un endroit à un autre sans avoir à solliciter leur capacité de marche. Les **fauteuils roulants** offrent aux patients une certaine autonomie, surtout lorsqu'ils sont équipés de systèmes de commande manuelle ou électrique. Quant aux **chaises de transfert**, elles sont légères et pratiques pour les déplacements courts, notamment entre le lit et le fauteuil ou lors des transferts vers des services médicaux.

Le **lève-personne**, pour sa part, est un dispositif indispensable pour les patients qui ne peuvent pas se lever ou se déplacer par eux-mêmes. Ce système de levage mécanique permet de soulever le patient en toute sécurité pour le transférer du lit au fauteuil, du fauteuil au lit, ou même dans des situations plus complexes comme le placement dans une baignoire pour le bain. Il existe des modèles mobiles qui permettent une grande flexibilité dans les mouvements, ainsi que des modèles fixés au plafond pour les espaces plus confinés. Le **lève-personne** réduit considérablement l'effort physique des soignants, qui n'ont plus besoin de soulever manuellement des charges importantes, prévenant ainsi les risques de blessures au dos ou aux épaules.

L'utilisation du **lève-personne** nécessite une formation adéquate pour garantir son efficacité et éviter les accidents. Le bon positionnement des sangles est crucial pour assurer un transfert en douceur sans provoquer de douleur ou de gêne pour le patient. L'équipe soignante doit s'assurer que le lève-personne est adapté à la morphologie du patient, qu'il est bien entretenu et que le poids du patient ne dépasse pas la capacité du dispositif. En respectant ces précautions, le lève-personne devient un outil incontournable pour améliorer le confort du patient et la sécurité du personnel soignant.

Outre les dispositifs de levage et de transfert, d'autres aides techniques comme les **coussinets de glisse** et les **planchettes de transfert** sont couramment utilisés pour faciliter le passage du patient d'une surface à une autre, comme du lit au fauteuil. Ces dispositifs réduisent les frictions, rendant le transfert plus fluide et nécessitant moins d'effort physique. Par exemple, une **planche de transfert** permet au patient de glisser d'un fauteuil à un lit ou à une autre surface sans soulever tout son poids, ce qui minimise les risques de chutes et de blessures pour le patient et le soignant.

Dans le cadre de la rééducation ou de la mobilité assistée, les **déambulateurs** et **cannes** sont des aides essentielles pour aider les patients à marcher en toute sécurité. Les déambulateurs, en particulier, offrent un soutien stable et permettent aux patients de se réhabituer progressivement à la marche après une intervention chirurgicale, comme une prothèse de hanche ou de genou. Ils sont ajustables en hauteur et souvent équipés de roues et de freins, ce qui permet au patient de se déplacer en toute autonomie avec un maximum de sécurité. Les **cannes**, qu'elles soient simples ou équipées de plusieurs pieds (cannes tripodes ou quadripodes), offrent un soutien plus léger mais efficace, souvent utilisé dans les phases intermédiaires de rééducation, lorsque le patient commence à retrouver sa mobilité.

L'utilisation de ces dispositifs, bien qu'indispensable, ne doit pas être improvisée. Les soignants doivent suivre des **protocoles stricts d'utilisation** et de manipulation des aides techniques. Une formation continue est nécessaire pour maîtriser les techniques de manutention et de déplacement, et pour adapter l'utilisation des aides en fonction des besoins et des capacités de chaque patient. Cela inclut non seulement le choix du dispositif le plus approprié, mais aussi l'ajustement correct de l'équipement pour éviter les erreurs qui pourraient nuire à la sécurité du patient ou du soignant.

Les aides techniques ne se limitent pas uniquement à faciliter les déplacements ou à soulager les soignants lors des manipulations. Elles jouent aussi un rôle essentiel dans le **confort quotidien** des patients immobilisés ou en convalescence. Des dispositifs tels que les **coussins anti-escarres**, les **matelas à air** ou les **lit médicaux ajustables** sont conçus pour prévenir les complications liées à l'immobilisation prolongée, comme les escarres. Ces dispositifs permettent de répartir la pression exercée sur les zones sensibles du corps, améliorant ainsi la circulation sanguine et favorisant le confort du patient sur le long terme.

Enfin, au-delà des avantages physiques et pratiques, les aides techniques contribuent également à la **préservation de l'autonomie** des patients. En facilitant leur mobilité et en leur permettant d'effectuer certaines tâches quotidiennes de manière plus indépendante, ces dispositifs jouent un rôle clé dans le rétablissement de la confiance en soi et de l'autonomie fonctionnelle des patients en rééducation. Le sentiment de pouvoir participer activement à son propre rétablissement, même avec l'aide d'un équipement, est essentiel pour améliorer la qualité de vie des patients et réduire les sentiments de dépendance ou de frustration.

Chapitre 6

L'aide-soignant et la rééducation fonctionnelle

- **Introduction à la kinésithérapie et au rôle de l'aide-soignant dans la rééducation** : Comprendre le processus global

L'**introduction à la kinésithérapie** et au rôle de l'aide-soignant dans la rééducation est un élément clé dans le cadre des soins orthopédiques. La **kinésithérapie**, aussi appelée physiothérapie, est une discipline de la médecine qui vise à restaurer et à maintenir la mobilité, la force et la fonction physique à la suite d'une blessure, d'une intervention chirurgicale ou d'une maladie. Elle joue un rôle primordial dans la rééducation, en particulier après des interventions orthopédiques telles que les fractures, les prothèses articulaires, ou encore les affections musculo-squelettiques chroniques. Le processus de rééducation repose sur une collaboration étroite entre le kinésithérapeute, le patient, et d'autres membres de l'équipe soignante, dont l'aide-soignant. Ce dernier occupe une place fondamentale en accompagnant et soutenant le patient dans son parcours de réhabilitation.

Le processus de **rééducation** en kinésithérapie se concentre sur plusieurs objectifs : restaurer la mobilité articulaire, renforcer les muscles affaiblis, améliorer l'équilibre, réduire la douleur, et favoriser l'autonomie du patient dans les activités de la vie quotidienne. Après une chirurgie ou un traumatisme orthopédique, les patients peuvent perdre temporairement ou durablement certaines fonctions motrices, ce qui rend indispensable une prise en charge kinésithérapique adaptée. Par exemple, un patient ayant subi une pose de prothèse de hanche aura besoin de réapprendre à marcher progressivement, à restaurer sa flexion de hanche et à renforcer les muscles environnants pour soutenir son articulation.

Dans ce cadre, l'**aide-soignant** joue un rôle complémentaire essentiel à celui du kinésithérapeute. Bien que la mise en place du programme de rééducation soit du ressort du kinésithérapeute, l'aide-soignant est chargé d'accompagner le patient dans les activités quotidiennes qui facilitent sa rééducation et d'apporter un soutien moral et physique. En effet, la rééducation est souvent un processus long et exigeant, tant physiquement que mentalement, et l'aide-soignant, de par sa proximité avec le patient, est un acteur clé dans la réussite de ce processus. Il veille à ce que le patient réalise correctement les exercices prescrits par le kinésithérapeute, s'assure que les gestes du quotidien respectent les consignes de mobilité et de sécurité, et aide à maintenir la motivation du patient tout au long de sa rééducation.

Une des premières étapes dans le rôle de l'aide-soignant est de **préparer le patient** à ses séances de kinésithérapie. Cela inclut des tâches pratiques comme aider le patient à se lever, à s'habiller, à se rendre en salle de rééducation ou encore à se positionner correctement pour les exercices. Lors de ces moments, l'aide-soignant s'assure que les consignes de sécurité sont respectées, notamment en ce qui concerne l'utilisation des aides à la marche (cannes, déambulateurs) ou des dispositifs orthopédiques tels que les attelles ou les orthèses.

Le soutien de l'aide-soignant ne se limite pas à un accompagnement physique. Il est aussi un **moteur de motivation** pour le patient, notamment lors des périodes où la rééducation devient plus difficile. Les exercices kinésithérapiques peuvent provoquer des douleurs, de la fatigue, et parfois un découragement. Dans ces moments, l'aide-soignant, en lien avec l'équipe soignante, encourage le patient, lui rappelle les objectifs à atteindre et le félicite pour chaque progrès réalisé, même minime. Cet accompagnement psychologique est crucial, car la rééducation, pour être efficace, nécessite une participation active et régulière du patient. Le soutien émotionnel de l'aide-soignant aide à maintenir cette implication, en rassurant le patient et en lui montrant que chaque étape est un pas vers la guérison.

Un autre aspect important du rôle de l'aide-soignant est la **surveillance de l'état général du patient** tout au long de la rééducation. L'aide-soignant est en première ligne pour observer les signes de douleur, d'épuisement ou de complications post-opératoires. Si un patient ressent une douleur anormale lors de la mobilisation, l'aide-soignant en informe le kinésithérapeute ou l'infirmier afin d'adapter les soins ou les exercices. La vigilance de l'aide-soignant permet d'éviter des surmenages ou des incidents qui pourraient retarder le processus de guérison. De plus, en étant en contact direct avec le patient, l'aide-soignant est souvent celui qui détecte les signes précoces de complications comme les escarres, les infections ou la mauvaise tolérance d'un dispositif orthopédique.

L'aide-soignant joue également un rôle dans la **rééducation au quotidien**, en dehors des séances formelles de kinésithérapie. Par exemple, il encourage le patient à effectuer des exercices de mobilisation passive ou active pendant ses moments de repos, ou à adopter des postures bénéfiques pour son rétablissement. En orthopédie, des gestes simples comme se lever du lit, marcher quelques mètres, ou effectuer des mouvements doux avec un membre immobilisé peuvent avoir un impact considérable sur la récupération fonctionnelle. L'aide-soignant aide à intégrer ces gestes dans le quotidien du patient, en veillant à ce que ceux-ci respectent les consignes de sécurité et d'effort progressif données par le kinésithérapeute.

La collaboration étroite entre l'aide-soignant et le kinésithérapeute est donc essentielle pour offrir au patient une **prise en charge globale**. Si le kinésithérapeute est responsable de l'aspect technique de la rééducation, l'aide-soignant assure un accompagnement continu et bienveillant, en favorisant l'application des consignes de rééducation dans le quotidien du patient. Cette complémentarité permet d'optimiser le processus de récupération, de diminuer les risques de complications et d'accélérer le retour à l'autonomie.

- **Techniques de mobilisation des articulations** : Soutenir le patient dans les premiers exercices

Les **techniques de mobilisation des articulations** jouent un rôle crucial dans la rééducation orthopédique, notamment lors des premières étapes de récupération après une blessure, une intervention chirurgicale ou une immobilisation prolongée. Ces exercices visent à restaurer la mobilité, à prévenir les raideurs articulaires et à favoriser la guérison des tissus tout en respectant le seuil de tolérance du patient. L'accompagnement par un soignant ou un kinésithérapeute est essentiel pour guider le patient dans ces premiers exercices, car il s'agit souvent d'une phase délicate où les mouvements sont limités par la douleur, la faiblesse musculaire ou la peur de se blesser à nouveau.

La **mobilisation passive** est généralement la première étape dans la récupération articulaire. Elle consiste à mobiliser doucement l'articulation sans que le patient n'intervienne activement. Le soignant ou le kinésithérapeute effectue les mouvements pour le patient, en veillant à respecter l'amplitude de mouvement autorisée par le chirurgien ou les consignes de rééducation. L'objectif de ces exercices passifs est de maintenir la mobilité de l'articulation tout en évitant les raideurs et les adhérences des tissus. Cette technique est particulièrement utile après des interventions comme la pose de prothèses articulaires (hanche, genou, épaule), où il est crucial de maintenir la souplesse de l'articulation tout en évitant de sursolliciter les muscles et les ligaments affaiblis.

L'aide-soignant, dans ce contexte, joue un rôle de **support et de guide**. Il veille à ce que le patient soit correctement installé et confortablement positionné pour éviter toute tension musculaire ou articulaire inutile. La mobilisation passive doit être réalisée en douceur, sans forcer l'articulation au-delà de son amplitude de mouvement tolérée. Il est important que l'aide-soignant soit attentif aux réactions du patient et ajuste les mouvements en fonction des signes de douleur ou d'inconfort. Ces exercices passifs permettent de stimuler la circulation sanguine autour de l'articulation, favorisant ainsi la cicatrisation des tissus sans provoquer de stress mécanique excessif.

Une fois que le patient est capable de tolérer la mobilisation passive, il peut progressivement être impliqué dans des **exercices de mobilisation active assistée**. Dans cette phase, le patient commence à participer aux mouvements en activant légèrement ses muscles, tout en étant soutenu par le soignant ou le kinésithérapeute. Par exemple, lors de la rééducation du genou après une intervention chirurgicale, le patient peut tenter de plier la jambe tout en étant aidé pour maintenir l'articulation dans une position confortable et contrôlée. L'assistance du soignant est cruciale à ce stade, car elle permet au patient d'effectuer les mouvements sans craindre de forcer ou de se blesser. Cette participation progressive encourage la confiance du patient en ses capacités tout en facilitant le retour progressif de la force musculaire.

Au cours de cette mobilisation active assistée, le rôle de l'aide-soignant ne se limite pas à l'accompagnement physique ; il est également un **moteur de motivation**. Le patient peut parfois hésiter à faire les mouvements de peur de raviver la douleur ou d'aggraver sa condition. L'aide-soignant, par son soutien bienveillant et ses encouragements, aide à rassurer le patient, à renforcer sa confiance et à le guider à travers ses craintes. Il est important de souligner chaque petit progrès, aussi infime soit-il, car ces étapes, bien que modestes, constituent des jalons essentiels dans le processus de guérison.

Une fois que l'articulation retrouve une certaine souplesse et que la douleur est mieux contrôlée, des **exercices de mobilisation active** peuvent être mis en place. À ce stade, le patient est capable de bouger l'articulation de manière autonome sans l'aide extérieure, bien que sous la supervision d'un soignant ou d'un kinésithérapeute. L'objectif est ici de rétablir progressivement l'amplitude complète de mouvement de l'articulation, tout en renforçant les muscles qui entourent celle-ci. Le soignant continue de surveiller la bonne exécution des mouvements et de s'assurer que le patient ne pousse pas au-delà de ses limites, car cela pourrait entraîner des complications ou retarder la guérison.

Les **exercices de flexion et d'extension** sont parmi les plus courants lors des phases initiales de rééducation articulaire. Par exemple, après une chirurgie du genou, les exercices de flexion-extension visent à rétablir la mobilité normale de l'articulation en pliant et en dépliant le genou de manière progressive. Ces mouvements simples, bien que parfois douloureux au début, sont essentiels pour éviter la raideur articulaire. Le soignant peut utiliser des aides techniques comme des coussins pour soutenir l'articulation pendant l'exercice ou pour ajuster l'angle de flexion.

Dans la rééducation de l'épaule, les **mouvements pendulaires** sont fréquemment utilisés pour mobiliser doucement l'articulation sans effort excessif. Le patient se penche légèrement en avant et laisse son bras pendre naturellement, tout en effectuant des mouvements circulaires ou d'avant en arrière. Ce type de mouvement est particulièrement indiqué dans les premiers jours suivant une chirurgie de la coiffe des rotateurs, car il permet de maintenir la souplesse de l'articulation sans solliciter les muscles traumatisés.

Outre les exercices spécifiques à chaque articulation, l'aide-soignant joue également un rôle dans la **gestion des douleurs** associées à la mobilisation. Il est important de rappeler au patient que, bien que les exercices puissent provoquer une gêne ou une légère douleur, ces sensations sont normales et font partie du processus de guérison. L'aide-soignant peut proposer des stratégies pour soulager la douleur après les séances de mobilisation, telles que l'application de glace sur l'articulation, des techniques de relaxation ou, si nécessaire, la prise d'antalgiques prescrits par le médecin. En créant un environnement de confiance et en étant attentif aux besoins du patient, l'aide-soignant aide à gérer ces douleurs de manière proactive et à éviter que celles-ci ne deviennent un obstacle à la rééducation.

- **Surveillance et encouragement du patient en rééducation** : Le rôle clé de la motivation

La **surveillance et l'encouragement** du patient en rééducation sont des aspects fondamentaux du processus de guérison, particulièrement en orthopédie, où la récupération physique nécessite souvent des efforts prolongés et exigeants. La rééducation, qu'elle soit post-opératoire ou consécutive à une blessure, est un chemin semé de défis physiques et émotionnels pour le patient. Dans ce contexte, le rôle de la motivation devient central, et l'équipe soignante, notamment les aides-soignants et les kinésithérapeutes, joue un rôle clé dans le maintien et le renforcement de cette motivation. Leur soutien ne se limite pas à la surveillance des exercices et des progrès physiques, mais inclut aussi un accompagnement moral indispensable pour permettre au patient de persévérer et de rester engagé dans son processus de rééducation.

La **surveillance** du patient en rééducation est avant tout nécessaire pour assurer que les exercices prescrits sont réalisés correctement et en toute sécurité. Dans les phases initiales, où les mouvements sont encore limités par la douleur, la fatigue ou la faiblesse musculaire, l'équipe soignante doit rester attentive aux réactions du patient. Cette surveillance permet d'ajuster les exercices en fonction des capacités du moment et de prévenir les gestes inappropriés qui pourraient aggraver une blessure ou retarder la guérison. Les soignants doivent évaluer les signes de **douleur excessive**, de **gonflement** ou de **fatigue** qui pourraient indiquer un surmenage ou une mauvaise exécution des exercices. La surveillance de l'état général du patient, y compris des paramètres tels que la fréquence cardiaque, la respiration et la fatigue, est également cruciale pour s'assurer que le corps supporte bien l'effort physique.

Cependant, la rééducation ne se résume pas uniquement à l'aspect physique. Le processus de récupération est souvent long et peut être éprouvant moralement, notamment lorsque les progrès sont lents ou qu'il y a des périodes de stagnation. La douleur, les limitations fonctionnelles et la dépendance temporaire vis-à-vis des soignants peuvent provoquer chez le patient un sentiment de frustration, voire de découragement. C'est là que l'**encouragement** et la **motivation** deviennent primordiaux. Le soutien moral que l'équipe soignante apporte au patient est essentiel pour l'aider à surmonter ces moments difficiles et à maintenir sa détermination face aux défis de la rééducation.

L'un des aspects clés de l'encouragement est la **reconnaissance des progrès**, même minimes. Pour un patient en rééducation, chaque petit pas vers la récupération, qu'il s'agisse d'une amélioration de la mobilité, d'un gain de force musculaire ou d'une réduction de la douleur, représente une victoire. L'équipe soignante doit donc célébrer ces succès avec le patient, en lui montrant qu'il avance vers ses objectifs, même si les progrès peuvent sembler lents. Cet encouragement renforce la confiance du patient en lui-même et en sa capacité à se rétablir, et aide à maintenir sa motivation tout au long du processus.

Un autre levier de motivation est l'**établissement d'objectifs réalistes et progressifs**. En collaboration avec les kinésithérapeutes, l'équipe soignante peut aider le patient à se fixer des objectifs clairs et atteignables, qui donnent un cadre à sa rééducation. Ces objectifs doivent être adaptés à l'état de santé du patient et être suffisamment ambitieux pour stimuler ses efforts, sans pour autant être irréalistes ou inatteignables, ce qui pourrait entraîner une démotivation. Par exemple, un objectif simple comme réussir à marcher sans aide pendant quelques minutes ou récupérer une certaine amplitude de mouvement dans une articulation peut donner au patient une direction et un sens à ses efforts quotidiens.

L'équipe soignante doit également jouer un rôle dans la **gestion des attentes** du patient. En rééducation, il est courant que les progrès soient irréguliers, avec des phases d'amélioration suivies de plateaux, voire de légères régressions temporaires. Il est crucial d'expliquer au patient que ces fluctuations sont normales et font partie intégrante du processus de guérison. Le fait de préparer mentalement le patient à ces éventualités permet de diminuer son sentiment de frustration ou de découragement lorsqu'elles surviennent. Ainsi, le patient reste motivé à persévérer, même lorsque les résultats immédiats ne sont pas visibles.

Les **techniques de motivation** peuvent aussi inclure des approches plus spécifiques, comme l'utilisation d'exercices variés et adaptés aux préférences du patient. Par exemple, si un patient trouve certains exercices répétitifs ou ennuyeux, il est possible de les adapter ou de les remplacer par d'autres activités plus stimulantes, tout en respectant les objectifs de rééducation. Introduire des éléments ludiques ou des technologies, comme des logiciels d'exercice interactifs ou des dispositifs de suivi des progrès, peut également renforcer l'implication du patient.

L'aspect psychologique de la rééducation ne doit pas être sous-estimé. En plus de l'accompagnement physique, l'équipe soignante doit être capable de **détecter les signes de découragement** ou de dépression chez le patient. Dans certains cas, le soutien d'un psychologue ou d'un professionnel de la santé mentale peut être nécessaire pour aider le patient à traverser cette période de vulnérabilité émotionnelle. Le bien-être mental est en effet indissociable de la rééducation physique : un patient qui se sent moralement soutenu est plus à même de s'engager pleinement dans les efforts nécessaires pour sa récupération.

Enfin, il est essentiel que l'encouragement ne vienne pas seulement de l'équipe soignante, mais aussi de l'**entourage** du patient. Les proches peuvent jouer un rôle crucial dans la motivation en offrant un soutien émotionnel constant et en participant activement à certaines étapes du processus de rééducation. L'équipe soignante peut inclure les proches dans la prise en charge, les former à certains exercices ou leur expliquer comment encourager et soutenir le patient de manière appropriée. Cela renforce le sentiment d'unité et de solidarité, et permet au patient de ne pas se sentir seul face aux difficultés de la rééducation.

- **Prévention des raideurs articulaires et des rétractions musculaires** : Exercices simples et gestion quotidienne

La **prévention des raideurs articulaires** et des **rétractions musculaires** est un enjeu crucial dans la prise en charge des patients en orthopédie, en particulier ceux qui ont subi une immobilisation prolongée, une intervention chirurgicale ou un traumatisme musculo-squelettique. Lorsqu'une articulation est immobilisée, ou que les muscles ne sont pas sollicités pendant une longue période, il existe un risque que l'articulation perde de sa souplesse et que les muscles se raccourcissent ou s'atrophient, entraînant des raideurs et une diminution de l'amplitude des mouvements. Ces complications peuvent ralentir la rééducation et affecter durablement la mobilité du patient. Pour les prévenir, il est essentiel d'intégrer des **exercices simples** et une **gestion quotidienne** des mouvements dès les premiers jours de la convalescence.

Les **raideurs articulaires** surviennent souvent lorsque l'articulation reste immobile pendant trop longtemps, comme dans le cas d'un plâtre, d'une attelle ou après une intervention chirurgicale. Les **rétractions musculaires**, quant à elles, apparaissent lorsque les muscles se contractent de manière permanente en raison d'un manque de sollicitation. Ces deux phénomènes peuvent rendre la rééducation plus difficile et douloureuse. Pour les éviter, la mise en place d'une routine d'exercices réguliers, associée à une mobilisation précoce des articulations, est fondamentale.

L'une des techniques de base pour prévenir les raideurs est la **mobilisation passive**. Dans cette approche, l'articulation est doucement mobilisée par un soignant ou un kinésithérapeute, sans que le patient n'intervienne activement. Ces exercices sont particulièrement recommandés dans les premiers jours suivant une opération ou un traumatisme, lorsque la douleur ou la faiblesse musculaire empêche le patient de réaliser les mouvements lui-même. La mobilisation passive permet de maintenir la souplesse de l'articulation, d'améliorer la circulation sanguine et de prévenir la formation d'adhérences dans les tissus environnants. Ces mouvements, bien que passifs, stimulent les muscles et les ligaments, ce qui est essentiel pour éviter une perte de mobilité à long terme.

Par exemple, après une intervention sur le genou, des exercices simples de **flexion-extension passive** peuvent être réalisés, où le soignant plie doucement et déplie le genou du patient en respectant son seuil de douleur. Ce type d'exercice aide à préserver l'amplitude de mouvement tout en minimisant les risques de raideur articulaire. De même, pour une épaule immobilisée après une chirurgie, des **mouvements pendulaires** (où le patient laisse son bras pendre librement en effectuant de petits cercles) peuvent être initiés très tôt pour maintenir la souplesse de l'articulation sans forcer sur les muscles affaiblis.

La **mobilisation active assistée** peut être introduite dès que le patient est capable de participer aux mouvements. Dans cette phase, le patient commence à effectuer des mouvements avec l'aide d'un soignant ou d'un kinésithérapeute, ce qui permet de réactiver progressivement les muscles tout en assurant un contrôle sur l'articulation. Cette approche est bénéfique pour prévenir les rétractions musculaires, car elle stimule directement les fibres musculaires tout en restant sous contrôle pour éviter tout geste inapproprié. Par exemple, un patient en rééducation de la hanche peut être aidé à soulever légèrement sa jambe, le soignant accompagnant le mouvement pour éviter une surcharge.

Ensuite, la **mobilisation active** intervient lorsque le patient peut bouger seul, mais il est important d'encourager des exercices réguliers et simples pour maintenir les articulations souples et les muscles actifs. Ces exercices peuvent être intégrés dans la vie quotidienne pour que la rééducation ne soit pas perçue comme une contrainte, mais plutôt comme un processus naturel. Par exemple, des **exercices d'étirement doux** peuvent être effectués plusieurs fois par jour, en particulier pour les membres les plus à risque de raideurs ou de rétractions.

L'**étirement musculaire** est l'un des moyens les plus efficaces pour prévenir les rétractions. Des étirements réguliers permettent aux muscles de conserver leur longueur et leur souplesse, évitant ainsi qu'ils ne se raccourcissent ou ne deviennent trop tendus. Ces étirements peuvent être réalisés de manière passive, avec l'aide d'un soignant, ou de manière active, lorsque le patient est capable de s'étirer seul. Par exemple, après une fracture du bras, il est crucial d'étirer doucement les muscles de l'avant-bras pour prévenir la rétraction des fléchisseurs du poignet. De même, des **exercices d'étirement des ischio-jambiers** sont souvent nécessaires après une chirurgie du genou ou de la hanche, car ces muscles ont tendance à se rétracter rapidement en cas d'immobilisation.

Outre les exercices spécifiques, il est essentiel d'intégrer des **gestes simples dans la gestion quotidienne** pour prévenir les raideurs articulaires et les rétractions musculaires. Par exemple, encourager le patient à **changer régulièrement de position** est un moyen simple et efficace de prévenir la stagnation des articulations et des muscles. Une personne alitée doit être aidée à se tourner et à bouger toutes les deux heures pour éviter les raideurs, les escarres et les rétractions. Si le patient peut marcher, même quelques pas avec une aide à la marche peuvent avoir des effets bénéfiques en stimulant les muscles et en maintenant une certaine mobilité articulaire.

De plus, l'utilisation d'**aides techniques**, telles que des coussins de positionnement ou des attelles dynamiques, peut également être très utile pour prévenir les raideurs et les rétractions. Ces dispositifs permettent de maintenir les articulations dans des positions fonctionnelles et de limiter les postures délétères, surtout pendant les périodes de repos ou d'immobilisation prolongée. Par exemple, une attelle de main peut être utilisée pour maintenir les doigts en position d'extension, évitant ainsi la rétraction des tendons fléchisseurs en cas d'immobilisation du poignet.

Un autre aspect important de la gestion quotidienne est l'**hydratation et l'alimentation**. Bien que souvent négligés, ces facteurs jouent un rôle dans la récupération musculaire et articulaire. Une bonne hydratation favorise la souplesse des tissus et réduit le risque de contractures, tandis qu'une alimentation équilibrée, riche en protéines et en micronutriments essentiels comme le magnésium et le calcium, aide à la régénération des muscles et des articulations.

Enfin, il est crucial de **surveiller la douleur** du patient, car une douleur mal contrôlée peut entraîner une immobilisation volontaire, augmentant ainsi le risque de raideurs et de rétractions. L'équipe soignante doit travailler en étroite collaboration avec le patient pour s'assurer que la douleur est bien gérée, permettant ainsi au patient de participer pleinement aux exercices de rééducation et aux activités de la vie quotidienne.

Chapitre 7

Le suivi du patient à domicile après une intervention orthopédique

- **Coordination avec les services de soins à domicile** : S'assurer d'un relais fluide entre l'hôpital et la maison

La **coordination avec les services de soins à domicile** est une étape essentielle pour garantir une transition fluide et sécurisée entre le milieu hospitalier et le retour à la maison du patient. Ce relais est particulièrement important en orthopédie, où les patients, après une intervention chirurgicale ou un traitement pour une blessure musculo-squelettique, nécessitent souvent un suivi continu, une rééducation et des soins spécifiques à domicile. Un retour mal préparé peut non seulement retarder la guérison, mais aussi augmenter les risques de complications. C'est pourquoi une planification rigoureuse et une communication efficace entre l'hôpital et les services de soins à domicile sont cruciales pour assurer une prise en charge optimale du patient dans son environnement personnel.

Le **premier enjeu** de cette coordination est de s'assurer que le patient et ses proches comprennent parfaitement les soins à venir et disposent de toutes les informations nécessaires. Dès que la sortie de l'hôpital est envisagée, une **évaluation globale des besoins** du patient doit être réalisée. Cette évaluation inclut son niveau de mobilité, la gestion de la douleur, la rééducation, les soins de plaies, l'utilisation de dispositifs comme des attelles, des orthèses ou des lève-personnes, et d'éventuelles complications à surveiller. Elle prend également en compte le soutien nécessaire à domicile, en tenant compte des ressources disponibles, notamment la présence d'un aidant familial ou le besoin de professionnels à domicile. Cette étape est essentielle pour éviter toute rupture dans la continuité des soins.

Les équipes hospitalières, incluant médecins, infirmiers, kinésithérapeutes et assistantes sociales, doivent préparer un **plan de soins détaillé**, adapté aux besoins spécifiques du patient à domicile. Ce plan de soins inclut non seulement la rééducation et les traitements prescrits, mais aussi des éléments pratiques, tels que la gestion de la douleur, la surveillance des plaies chirurgicales, les consignes de prévention des complications (comme les infections ou les thromboses), et les exercices quotidiens pour maintenir ou améliorer la mobilité. Ce plan doit être communiqué clairement aux services de soins à domicile, qui vont prendre le relais après la sortie du patient de l'hôpital.

Le **dossier médical** du patient, comprenant les prescriptions, les bilans, les compte-rendus chirurgicaux et les recommandations de rééducation, doit être transmis de manière fluide aux services de soins à domicile. Cela inclut toutes les informations nécessaires pour que les professionnels à domicile, qu'il s'agisse d'infirmiers, de kinésithérapeutes ou d'aides-soignants, puissent poursuivre la prise en charge sans rupture. Les informations essentielles, comme les instructions pour la rééducation ou la gestion de dispositifs spécifiques (attelles, orthèses, etc.), doivent être accessibles et détaillées. Cette transmission est cruciale pour éviter tout malentendu ou toute confusion sur les soins à apporter.

Un aspect souvent négligé mais fondamental est la **préparation de l'environnement domestique** pour s'assurer que le retour du patient se fasse dans les meilleures conditions. En fonction des besoins du patient, des **adaptations à domicile** peuvent être nécessaires, comme l'installation d'un lit médicalisé, de barres d'appui dans la salle de bain, ou de rampes pour faciliter les déplacements. Ces adaptations doivent être planifiées avant la sortie du patient, afin d'éviter tout accident ou difficulté à domicile. Les services de soins à domicile peuvent aussi fournir des équipements spécifiques, tels que des fauteuils roulants, des déambulateurs ou des coussins anti-escarres, pour assurer la sécurité et le confort du patient.

La **coordination entre l'hôpital et les professionnels à domicile** passe aussi par un suivi régulier, qui doit être mis en place dès la sortie. Des échanges réguliers entre les équipes hospitalières et les soignants à domicile permettent d'ajuster le plan de soins en fonction de l'évolution du patient. Par exemple, si la rééducation évolue bien, il peut être nécessaire de modifier les exercices ou d'augmenter la fréquence des séances de kinésithérapie à domicile. Inversement, si des complications surviennent (comme une douleur persistante ou une infection), les professionnels à domicile doivent pouvoir contacter rapidement les médecins hospitaliers pour ajuster le traitement ou envisager un retour temporaire à l'hôpital si nécessaire.

Un autre point clé est **l'accompagnement du patient et de ses proches**. Les soignants à domicile doivent être formés et informés pour apporter un soutien moral et psychologique au patient, souvent confronté à des périodes de doute, d'anxiété ou de découragement, notamment lorsque la rééducation est longue ou douloureuse. Le relais entre l'hôpital et le domicile ne doit pas être perçu comme une fin de prise en charge, mais comme une nouvelle étape, où le patient continue d'être soutenu, surveillé et guidé. Cet accompagnement moral est d'autant plus important que le patient retrouve un environnement plus autonome, ce qui peut parfois générer un sentiment d'isolement ou de vulnérabilité.

Les **visites de suivi** à l'hôpital ou en centre de rééducation doivent également être bien organisées et coordonnées avec les soins à domicile. Ces consultations permettent de faire le point sur l'évolution du patient, de réajuster le traitement ou la rééducation si nécessaire, et de vérifier que les soins à domicile sont bien en phase avec les objectifs fixés. Ces rendez-vous sont essentiels pour garantir une prise en charge cohérente et éviter les ruptures dans le suivi du patient.

Enfin, la **communication avec le patient** est essentielle pour s'assurer qu'il comprend et adhère pleinement à son plan de soins. Il doit être informé sur les exercices à réaliser à domicile, sur l'importance de la régularité de la rééducation, et sur les signes d'alerte à surveiller. Cette communication doit être claire, accessible et adaptée à chaque patient, en tenant compte de son âge, de son état de santé, et de sa capacité à suivre les recommandations médicales. Les soignants à domicile jouent un rôle crucial en renforçant ces consignes et en soutenant le patient dans leur application quotidienne.

- **Enseigner l'autogestion au patient** : Conseils pour aider le patient à devenir autonome (exercices, gestion de la douleur, hygiène)

L'**enseignement de l'autogestion** au patient est une étape essentielle pour favoriser son autonomie et assurer une récupération durable après une intervention orthopédique ou un traumatisme. L'autogestion consiste à donner au patient les outils et les connaissances nécessaires pour qu'il puisse prendre en charge lui-même une partie de ses soins quotidiens, que ce soit en termes d'exercices physiques, de gestion de la douleur, ou d'hygiène. Ce processus permet au patient de devenir acteur de sa rééducation et de retrouver progressivement son indépendance. Pour y parvenir, il est important de lui offrir des **conseils pratiques** et des stratégies qu'il pourra facilement intégrer dans sa routine quotidienne.

Un des premiers aspects de l'autogestion est la réalisation d'**exercices physiques réguliers** à domicile. Après une intervention orthopédique, la rééducation joue un rôle clé dans la récupération de la mobilité et de la force musculaire. Pour que les exercices soient efficaces, il est important d'apprendre au patient à les réaliser correctement, sans supervision constante, tout en respectant ses capacités et ses limites. Lors de l'enseignement, le soignant ou le kinésithérapeute doit d'abord **démontrer** chaque exercice, puis accompagner le patient dans sa réalisation afin de s'assurer qu'il exécute les mouvements correctement et sans risque de blessure.

Les exercices prescrits doivent être simples et adaptés aux capacités du patient. Par exemple, pour un patient ayant subi une prothèse de genou, des exercices de **flexion-extension** légers, réalisés plusieurs fois par jour, sont essentiels pour éviter les raideurs articulaires. Il est crucial que le patient comprenne que ces exercices ne doivent pas être douloureux, mais qu'ils peuvent provoquer une certaine gêne au début, ce qui est normal. L'important est que le patient reste motivé et régulier dans ses exercices, car la constance est la clé pour retrouver la mobilité. Des exercices progressifs, avec des objectifs clairs, permettent également de suivre ses progrès, renforçant ainsi sa confiance en lui.

Pour encourager le patient à s'engager dans sa rééducation, il peut être utile de lui suggérer d'**intégrer les exercices dans sa routine quotidienne**. Par exemple, il peut réaliser des mouvements de flexion-extension lorsqu'il est assis sur une chaise ou faire des étirements doux après chaque repas. L'idée est d'éviter que la rééducation ne soit perçue comme une tâche contraignante, mais plutôt comme une partie naturelle de la journée. En intégrant ces gestes dans son quotidien, le patient peut progressivement retrouver sa mobilité sans effort intense.

Un autre aspect fondamental de l'autogestion est la **gestion de la douleur**. La douleur peut être un obstacle majeur à la récupération, car elle limite souvent l'implication du patient dans ses exercices de rééducation ou ses activités quotidiennes. Il est donc essentiel d'apprendre au patient comment gérer cette douleur de manière proactive. Les soignants doivent expliquer clairement au patient la différence entre une douleur liée à la guérison (comme celle ressentie après un exercice physique ou une mobilisation) et une douleur anormale qui pourrait indiquer une complication (comme une infection ou un problème post-opératoire).

Pour gérer la douleur quotidienne, plusieurs stratégies peuvent être proposées. En premier lieu, le patient doit être informé sur **l'usage approprié des médicaments antalgiques**, notamment les anti-inflammatoires ou les antalgiques prescrits par le médecin. Il est important que le patient respecte les doses et les horaires de prise pour éviter un surdosage ou une sous-médication, ce qui pourrait nuire à son confort ou à sa récupération. En complément des médicaments, des **méthodes non pharmacologiques** peuvent être enseignées, comme l'application de froid ou de chaleur sur l'articulation douloureuse, selon la phase de récupération. La cryothérapie (application de froid) est souvent recommandée pour réduire l'inflammation dans les premières semaines après une intervention, tandis que la thermothérapie (application de chaleur) peut être utile pour détendre les muscles et réduire les tensions.

Des techniques de **respiration et de relaxation** peuvent également être enseignées pour aider le patient à mieux tolérer la douleur et à réduire son anxiété. Par exemple, la **respiration diaphragmatique** ou des techniques de méditation peuvent aider à gérer les moments d'inconfort intense. Ces stratégies permettent au patient de mieux comprendre et contrôler sa douleur, ce qui améliore non seulement son bien-être, mais aussi son engagement dans la rééducation.

L'**hygiène** constitue un autre aspect important de l'autogestion, en particulier après une chirurgie ou une immobilisation prolongée. Le patient doit être formé à gérer ses soins de plaies, à surveiller les signes d'infection, et à maintenir une bonne hygiène générale pour éviter les complications. Si le patient a des points de suture ou un pansement, il est important de lui expliquer comment prendre soin de sa plaie au quotidien : **changer les pansements**, désinfecter la zone avec des produits adaptés, et surtout reconnaître les signes d'alerte (rougeur, gonflement, chaleur, écoulement anormal) qui pourraient indiquer une infection.

En outre, l'hygiène globale, notamment l'hygiène corporelle, est cruciale pour les patients ayant une mobilité réduite. Ils doivent être encouragés à prendre soin de leur peau, à maintenir une bonne hydratation, et à adopter des postures adaptées pour éviter les escarres ou les irritations cutanées, surtout s'ils sont alités ou assis pendant de longues périodes. L'utilisation de **produits adaptés** (comme des crèmes hydratantes ou des matelas anti-escarres) peut être enseignée pour prévenir ces problèmes. Si le patient est en mesure de le faire seul, il doit être encouragé à **prendre des douches régulières** et à bien sécher sa peau, en particulier dans les zones sensibles.

Enfin, l'autogestion implique aussi une **surveillance quotidienne de son état de santé**. Il est important que le patient soit conscient des signes de complications possibles (douleurs soudaines, fièvre, gonflements anormaux) et qu'il sache quand et comment contacter un professionnel de santé en cas de besoin. Ce sentiment de responsabilité et d'autonomie dans la gestion de sa propre santé renforce la confiance du patient en lui-même et l'aide à se sentir plus impliqué dans son processus de guérison.

- **Surveillance à domicile : Signes de complications à surveiller** : Rougeurs, fièvre, douleurs anormales, perte de mobilité

La **surveillance à domicile** après une intervention orthopédique ou un traumatisme musculo-squelettique est une étape cruciale pour détecter rapidement d'éventuelles complications et assurer une récupération optimale. Après la sortie de l'hôpital, le patient doit rester attentif à certains signes qui pourraient indiquer un problème sous-jacent, notamment les **rougeurs**, la **fièvre**, les **douleurs anormales** et la **perte de mobilité**. Apprendre à reconnaître ces signaux permet d'agir rapidement en contactant les professionnels de santé, évitant ainsi une aggravation de la situation.

Rougeurs

Les **rougeurs** autour de la zone opérée ou de l'articulation concernée doivent être surveillées de près. Une légère rougeur localisée au niveau de la plaie est normale dans les premiers jours suivant une intervention, car elle fait partie du processus inflammatoire naturel lié à la guérison. Cependant, si la rougeur devient plus étendue, intense ou s'accompagne d'un **gonflement** et d'une **chaleur** au toucher, cela peut être le signe d'une **infection**. Cette rougeur qui s'étend au-delà de la zone initiale, avec une sensibilité accrue, doit être immédiatement signalée à un professionnel de santé. L'infection, si elle n'est pas traitée rapidement, peut compliquer la guérison et nécessiter des traitements antibiotiques ou même une intervention supplémentaire.

Fièvre

La **fièvre** est un autre symptôme à surveiller. Une légère fièvre peut survenir dans les premières 24 heures après une opération, mais elle doit rester modérée et disparaître rapidement. Une **fièvre persistante** supérieure à 38°C, accompagnée de frissons ou d'une sensation de malaise général, peut indiquer une **infection systémique** ou une infection localisée au niveau de la plaie ou des tissus plus profonds, comme les os (ostéomyélite) ou les prothèses articulaires. La présence de fièvre est un signal d'alerte, surtout lorsqu'elle survient plusieurs jours après l'intervention, et doit conduire à consulter rapidement un médecin pour des examens complémentaires et, si nécessaire, une modification du traitement.

Douleurs anormales

Les **douleurs** sont courantes après une intervention orthopédique, et leur présence est attendue dans les premiers jours ou semaines suivant l'opération. Cependant, ces douleurs doivent suivre une courbe d'amélioration progressive. Une **douleur qui s'intensifie**, devient **brutale** ou diffère de la douleur habituelle est un signe à ne pas négliger. Une douleur soudaine, aiguë, ou persistante peut être le signe d'une complication comme une **infection**, une **luxation** d'une prothèse, ou une **thrombose veineuse profonde**, notamment après des interventions sur les membres inférieurs. Une douleur dans le mollet, par exemple, accompagnée d'un gonflement et de rougeur, peut indiquer la formation d'un caillot sanguin, une condition nécessitant une prise en charge médicale d'urgence.

De plus, il est essentiel de surveiller les **douleurs au repos** ou celles qui sont accompagnées d'une sensation de chaleur ou de pulsations, car elles peuvent refléter un problème sous-jacent nécessitant une intervention rapide.

Perte de mobilité

La **perte de mobilité** est un autre signe important à surveiller. Après une intervention, une limitation de la mobilité est attendue en raison de la douleur et de la raideur, mais elle doit s'améliorer avec le temps, notamment grâce à la rééducation. Si le patient remarque une **diminution soudaine de sa mobilité** ou une **raideur excessive** qui empire, cela peut être le signe d'une **adhérence des tissus**, d'une **luxation d'une prothèse** ou d'une **accumulation de liquide**(comme un hématome ou un épanchement articulaire) qui empêche l'articulation de fonctionner correctement. Ce type de complication doit être évalué rapidement par un professionnel de santé, car un traitement précoce permet souvent d'éviter des séquelles plus graves.

Surveillance générale

Outre ces signes spécifiques, il est important que le patient soit également attentif à des **signes généraux** de malaise, tels qu'une **fatigue excessive**, une perte d'appétit ou des troubles respiratoires (essoufflement, douleur thoracique), qui peuvent révéler des complications systémiques plus graves comme une embolie pulmonaire ou une infection généralisée.

La **prise en charge des plaies** fait également partie de la surveillance à domicile. Le patient doit être capable de changer ses pansements selon les instructions données par les soignants et surveiller l'apparition de signes d'infection (écoulement anormal, pus, odeur désagréable). Un contrôle régulier de la plaie et des signes associés permet de réagir rapidement si une infection ou un problème de cicatrisation se développe.

- **Réinsertion sociale et professionnelle** : Le rôle de l'aide-soignant dans la reprise d'activités quotidiennes et professionnelles

La **réinsertion sociale et professionnelle** après une intervention orthopédique ou un accident musculo-squelettique est une étape essentielle dans le processus de récupération globale. Une fois la phase aiguë de soins et de rééducation passée, le patient doit progressivement reprendre ses **activités quotidiennes**, sociales, et, dans la mesure du possible, son travail. L'aide-soignant joue un rôle crucial dans cette transition, en accompagnant le patient non seulement sur le plan physique, mais aussi en l'aidant à retrouver confiance en lui, à rétablir ses routines et à s'adapter aux exigences de sa vie professionnelle et personnelle. Cette période de **réadaptation** nécessite un suivi attentif et personnalisé pour que le patient puisse se réinsérer pleinement dans sa vie active, tout en préservant sa santé.

Reprise des activités quotidiennes

La reprise des **activités quotidiennes** est souvent la première étape vers une réinsertion réussie. Après une immobilisation ou une chirurgie, même les gestes les plus simples, comme se lever, s'habiller ou se déplacer, peuvent représenter des défis pour le patient. L'aide-soignant a un rôle clé dans cette phase, en guidant le patient à retrouver progressivement son autonomie. Cela passe par un **accompagnement pratique**, en encourageant et en soutenant le patient dans des tâches telles que la toilette, la préparation des repas ou les déplacements à l'intérieur de la maison.

L'aide-soignant doit aussi veiller à adapter ces activités à l'état de santé du patient et à son niveau de récupération. Par exemple, après une prothèse de hanche, il faut éviter certains mouvements brusques ou dangereux, comme croiser les jambes ou s'accroupir, qui pourraient provoquer une luxation. L'aide-soignant guide le patient dans l'apprentissage des **gestes adaptés**, afin d'éviter de compromettre la rééducation tout en permettant une participation active à la vie quotidienne.

En plus de cet accompagnement physique, l'aide-soignant joue un rôle de **soutien moral**, en maintenant la motivation du patient. La perte d'autonomie temporaire peut être difficile à accepter pour beaucoup de personnes, entraînant parfois un sentiment de frustration ou de découragement. L'aide-soignant, par sa présence bienveillante et ses encouragements, aide le patient à voir ses progrès et à maintenir une attitude positive face à sa reprise d'activité.

Réinsertion professionnelle

La **réinsertion professionnelle** est une autre étape cruciale dans le parcours de rétablissement. Le retour au travail nécessite souvent des adaptations, que ce soit au niveau des tâches à accomplir, du rythme de travail ou de l'environnement. L'aide-soignant a un rôle important dans la préparation du patient à cette reprise, en veillant à ce que son état physique soit compatible avec ses **exigences professionnelles**.

Cela commence par un travail d'évaluation des capacités fonctionnelles du patient. En collaboration avec les kinésithérapeutes et le médecin, l'aide-soignant contribue à déterminer dans quelle mesure le patient est prêt à reprendre le travail et quelles sont les éventuelles limitations physiques à prendre en compte. Par exemple, un patient qui effectue un travail manuel lourd pourrait avoir besoin de plus de temps pour récupérer pleinement ou d'une reprise partielle pour éviter une surcharge physique. L'aide-soignant participe à cette évaluation en observant au quotidien les capacités et les progrès du patient, et en communiquant ces informations à l'équipe médicale.

Le **soutien psychologique** est également crucial dans cette phase de réinsertion professionnelle. De nombreux patients craignent de ne plus être à la hauteur de leurs responsabilités ou de ne pas retrouver leur pleine capacité physique. L'aide-soignant, par son accompagnement, peut les aider à surmonter ces inquiétudes, en renforçant leur confiance en eux et en soulignant les progrès réalisés. Le patient est encouragé à reprendre progressivement ses activités professionnelles, en s'appuyant sur les compétences acquises lors de sa rééducation, et en évitant les mouvements ou les efforts qui pourraient entraver sa récupération.

Dans certains cas, une **adaptation du poste de travail** est nécessaire. L'aide-soignant peut jouer un rôle d'intermédiaire en communiquant les besoins du patient à son employeur ou aux équipes spécialisées en ergonomie. Il s'agit, par exemple, d'organiser un poste de travail adapté à une mobilité réduite ou d'aménager les horaires pour permettre une reprise progressive. Ce travail de coordination contribue à créer un environnement de travail compatible avec la rééducation, tout en veillant à ce que le patient ne se sente ni surchargé, ni exclu.

Encourager l'autonomie et la confiance

L'un des rôles les plus importants de l'aide-soignant dans la réinsertion est d'**encourager l'autonomie** du patient. Reprendre ses activités quotidiennes et professionnelles ne doit pas être perçu comme une contrainte, mais comme une étape nécessaire vers l'indépendance. L'aide-soignant veille à ce que le patient soit acteur de son propre processus de réadaptation, en le responsabilisant progressivement sur les tâches qu'il peut accomplir seul. Par exemple, au début, l'aide-soignant peut accompagner le patient dans certaines tâches, puis progressivement le laisser les réaliser de manière autonome. Cette méthode aide le patient à reprendre confiance en ses capacités physiques et à se réapproprier ses gestes du quotidien.

De plus, l'aide-soignant joue un rôle essentiel dans la prévention des **rechutes** ou des complications. En surveillant l'état de santé du patient lors de la reprise des activités, il peut repérer des signes de fatigue, de douleurs anormales ou de perte de mobilité qui pourraient nécessiter un ajustement du programme de rééducation ou des tâches professionnelles. Grâce à cette surveillance, l'aide-soignant aide à éviter les efforts excessifs qui pourraient compromettre la guérison.

Réinsertion sociale

Enfin, la **réinsertion sociale** est un aspect souvent négligé, mais tout aussi important. Les patients qui ont été immobilisés pendant longtemps ou qui ont subi une intervention lourde peuvent se sentir isolés socialement, notamment s'ils ont été éloignés de leurs proches ou de leurs activités sociales habituelles. L'aide-soignant peut encourager la reprise des **interactions sociales**, en favorisant les sorties, les visites de proches ou la participation à des activités adaptées. Il aide ainsi le patient à retrouver un équilibre social qui contribue à son bien-être psychologique et à sa motivation.

Chapitre 8

L'évolution du métier d'aide-soignant en orthopédie

- **Les avancées technologiques en orthopédie** : Chirurgie robotisée, imagerie 3D, nouvelles prothèses

Les **avancées technologiques en orthopédie** ont transformé cette spécialité médicale au cours des dernières décennies, permettant d'améliorer la précision des interventions, d'accélérer la récupération des patients, et d'offrir des solutions plus durables aux problèmes musculo-squelettiques. Ces innovations incluent la **chirurgie robotisée**, l'**imagerie 3D**, et le développement de **nouvelles prothèses**, qui ont permis de repousser les limites de ce qui était possible en termes de soins orthopédiques. Ensemble, ces progrès révolutionnent la manière dont les chirurgiens abordent les traitements et contribuent à une meilleure qualité de vie pour les patients.

Chirurgie robotisée

La **chirurgie robotisée** est l'une des avancées les plus marquantes en orthopédie. Elle repose sur l'utilisation de robots chirurgicaux pour assister le chirurgien dans la réalisation de procédures complexes avec une extrême précision. En orthopédie, cette technologie est principalement utilisée pour les **remplacements articulaires**, comme les prothèses de genou et de hanche, ainsi que pour certaines opérations sur la colonne vertébrale. Les robots chirurgicaux, tels que le système **MAKO** ou **ROSA**, permettent d'optimiser la précision du geste chirurgical tout en minimisant les erreurs humaines.

Ces systèmes assistés par ordinateur sont capables de réaliser des mouvements ultra-précis et d'aider le chirurgien à planifier l'intervention avec une précision millimétrique. Avant l'opération, des images numérisées de l'articulation du patient sont utilisées pour créer une **modélisation 3D**. Le chirurgien peut ainsi ajuster le positionnement exact des implants ou des prothèses en fonction de la morphologie spécifique du patient. Pendant l'intervention, le robot aide à guider les instruments avec une précision que les mains humaines seules auraient du mal à atteindre. Cela permet de minimiser les dommages aux tissus environnants, de réduire les saignements et d'assurer un alignement parfait des prothèses, un facteur clé pour leur longévité.

L'un des avantages de la chirurgie robotisée est qu'elle permet de **réduire les complications post-opératoires** et d'accélérer la récupération. En limitant l'invasion chirurgicale et en augmentant la précision de l'intervention, cette technologie contribue à un rétablissement plus rapide, avec moins de douleurs et une réduction des risques d'infection. Pour les patients, cela signifie un retour plus rapide à la mobilité et à la vie quotidienne.

Imagerie 3D

L'**imagerie 3D** a également transformé l'orthopédie, en particulier dans les phases de diagnostic et de planification chirurgicale. Grâce à des technologies comme le **scanner** ou l'**IRM 3D**, il est désormais possible de visualiser les structures musculo-squelettiques avec un niveau de détail exceptionnel. Contrairement à l'imagerie traditionnelle en 2D, l'imagerie tridimensionnelle offre une vue complète des os, des articulations et des tissus mous, permettant ainsi de diagnostiquer plus précisément les fractures complexes, les déformations articulaires, ou les anomalies structurelles.

Cette précision accrue est particulièrement utile dans la planification des chirurgies complexes, telles que les **réparations osseuses** ou les **remplacements articulaires**. Par exemple, avant une intervention pour une prothèse de genou, une modélisation 3D de l'articulation peut être utilisée pour simuler l'intervention et déterminer le meilleur angle d'implantation de la prothèse, ainsi que la taille et la forme idéales de celle-ci. De cette façon, les chirurgiens peuvent anticiper les difficultés potentielles et personnaliser l'intervention pour chaque patient.

L'imagerie 3D est également utilisée dans la **conception des prothèses sur mesure**, une autre avancée majeure. Grâce à cette technologie, il est possible de créer des prothèses parfaitement adaptées à l'anatomie du patient, ce qui améliore la compatibilité et le confort à long terme. Ces prothèses sur mesure permettent une meilleure intégration avec les tissus naturels, augmentant ainsi leur durabilité et réduisant les risques de complications.

Nouvelles prothèses

Les **nouvelles générations de prothèses** représentent une autre avancée majeure en orthopédie. Au cours des dernières décennies, la recherche et l'innovation ont permis de développer des prothèses plus résistantes, plus flexibles et plus adaptées à l'anatomie de chaque patient. Ces progrès concernent non seulement les **matériaux** utilisés pour les prothèses, mais aussi leur **conception** et leur **fonctionnalité**.

Les matériaux des prothèses ont considérablement évolué, passant de métaux et plastiques de base à des **alliages métalliques avancés**, des **céramiques** et des **composites** plus résistants et biocompatibles. Ces matériaux réduisent le risque d'usure, une cause fréquente de réinterventions, et améliorent la longévité des implants. Par exemple, les prothèses en **céramique** sont beaucoup plus durables que les prothèses traditionnelles en métal, avec un risque moindre d'inflammation ou de rejet. Les matériaux composites, quant à eux, sont légers mais extrêmement solides, ce qui les rend particulièrement adaptés aux prothèses de hanche ou de genou.

De plus, des avancées dans la **conception des prothèses** ont permis de développer des modèles plus fonctionnels, mimant de manière plus réaliste le mouvement naturel de l'articulation. Les prothèses de genou, par exemple, sont désormais conçues pour imiter au mieux les mouvements de rotation et de flexion du genou humain. Ces prothèses dites "biomimétiques" sont adaptées pour améliorer la stabilité et le confort du patient lors des mouvements quotidiens, offrant ainsi une meilleure qualité de vie à long terme.

Enfin, l'apparition de prothèses intelligentes, ou **prothèses connectées**, commence à transformer l'approche des soins post-opératoires. Ces prothèses équipées de **capteurs intelligents** peuvent surveiller en temps réel les mouvements et l'activité du patient, envoyant des informations aux soignants pour ajuster le suivi médical. Cela permet de prévenir les complications, de suivre l'usure de l'implant et d'ajuster la rééducation en fonction des performances et des besoins du patient.

- **L'aide-soignant face aux innovations** : Comment s'adapter et se former en continu

Face aux **innovations technologiques** qui transforment l'orthopédie, le rôle de l'aide-soignant évolue également. Avec l'arrivée de technologies comme la **chirurgie robotisée**, l'**imagerie 3D** et les **nouvelles prothèses,** les soins apportés aux patients deviennent plus techniques et demandent une **adaptation continue** des compétences. Pour rester performant et offrir une qualité de soins optimale, l'aide-soignant doit s'engager dans un processus de **formation continue**, afin de maîtriser ces nouvelles pratiques et d'accompagner au mieux les patients dans leur rééducation et leur convalescence.

Comprendre les innovations technologiques

L'une des premières étapes pour l'aide-soignant face aux innovations est d'acquérir une **compréhension des nouvelles technologies** qui modifient les soins en orthopédie. Cela ne signifie pas qu'il doit maîtriser tous les aspects techniques des outils utilisés par les chirurgiens, comme les robots ou les logiciels d'imagerie 3D, mais il est essentiel qu'il comprenne **leur impact sur les soins quotidiens**. Par exemple, la chirurgie robotisée permet une plus grande précision dans les interventions, ce qui peut se traduire par une **récupération plus rapide** et des protocoles de soins post-opératoires modifiés. L'aide-soignant doit être capable de s'adapter à ces changements pour assurer le suivi du patient en fonction des nouvelles exigences.

Dans le cas des **prothèses intelligentes** ou connectées, qui sont capables de transmettre des informations en temps réel sur la mobilité du patient, l'aide-soignant peut avoir un rôle clé dans la surveillance et la gestion des données. Il doit donc être formé à l'utilisation de ces outils, comprendre comment interpréter les informations fournies par les capteurs et être capable de communiquer efficacement avec l'équipe médicale sur les ajustements nécessaires en fonction des performances du patient.

Formation continue : un impératif

Avec l'évolution rapide des techniques et des équipements, la **formation continue** devient un impératif pour l'aide-soignant. Il ne suffit plus de se former une fois pour toute au début de sa carrière : les innovations nécessitent une mise à jour régulière des compétences. Les **formations professionnelles** ou les **ateliers spécialisés** permettent aux aides-soignants de rester à jour sur les nouvelles pratiques en matière de soins, qu'il s'agisse de l'utilisation des nouvelles prothèses, des dispositifs de rééducation, ou des protocoles de soins post-opératoires.

Par exemple, des formations spécifiques sur les **dispositifs de lève-personnes** ou les techniques de manutention des patients, adaptés aux nouvelles technologies, permettent à l'aide-soignant d'accompagner les patients de manière plus sécurisée et efficace. L'acquisition de compétences en **ergonomie** est également importante, car l'évolution des équipements exige souvent une adaptation des gestes et des postures pour éviter les troubles musculo-squelettiques chez les soignants.

Travailler en équipe pluridisciplinaire

L'intégration des innovations technologiques dans les soins orthopédiques renforce la nécessité pour l'aide-soignant de travailler au sein d'une **équipe pluridisciplinaire**. Il devient un maillon essentiel dans la coordination des soins, entre les chirurgiens, les kinésithérapeutes, les infirmiers et les ingénieurs biomédicaux. L'aide-soignant doit être capable de **communiquer**

efficacement avec ces différents professionnels, de comprendre les objectifs fixés par les médecins ou les kinésithérapeutes et de les traduire dans ses interventions quotidiennes auprès du patient.

La collaboration entre les membres de l'équipe soignante est d'autant plus importante que les innovations comme les prothèses intelligentes ou les dispositifs de surveillance en temps réel nécessitent un suivi rigoureux. L'aide-soignant peut être amené à transmettre des informations clés sur l'état du patient, à signaler toute anomalie ou complication et à ajuster ses soins en fonction des consignes données.

Accompagner le patient dans l'adoption des nouvelles technologies

L'un des rôles clés de l'aide-soignant face aux innovations est d'**accompagner le patient** dans l'utilisation des nouvelles technologies et de l'aider à comprendre leur impact sur sa rééducation et son quotidien. Les patients peuvent parfois être inquiets ou perplexes face à des dispositifs technologiques qu'ils ne connaissent pas. Par exemple, l'utilisation de prothèses intelligentes ou de dispositifs de télésurveillance peut sembler intimidante pour certains.

L'aide-soignant doit être capable d'**expliquer simplement** ces technologies aux patients, de les rassurer quant à leur utilisation, et de leur montrer comment ces innovations contribuent à améliorer leur rétablissement. Cela passe par des démonstrations concrètes, comme l'accompagnement dans l'utilisation d'une prothèse ou d'un dispositif de rééducation connecté, en expliquant les bénéfices en termes de suivi et de confort. En étant à l'écoute et en répondant aux questions du patient, l'aide-soignant joue un rôle de médiateur entre la technologie et l'humain.

Développer des compétences en gestion de données et en technologie

Avec l'arrivée des technologies de santé connectées et des prothèses intelligentes, l'aide-soignant doit également **développer des compétences en gestion de données**. Ces dispositifs collectent souvent des informations sur l'état de santé et la mobilité du patient, qu'il s'agisse de capteurs intégrés aux prothèses ou de plateformes de télésurveillance.

L'aide-soignant doit savoir comment utiliser ces outils, interpréter les données transmises et savoir quand alerter les autres membres de l'équipe soignante si des anomalies sont détectées. Par exemple, si une prothèse intelligente envoie des signaux indiquant une réduction soudaine de la mobilité ou une douleur anormale, l'aide-soignant doit être capable de réagir rapidement, d'informer les médecins et d'ajuster les soins en conséquence.

- **Les perspectives de carrière en orthopédie** : Spécialisation, formation continue et reconnaissance professionnelle

Les **perspectives de carrière en orthopédie** sont riches et diversifiées, offrant de nombreuses opportunités de spécialisation, de formation continue et de reconnaissance professionnelle. Cette spécialité, en constante évolution grâce aux progrès technologiques et scientifiques, permet aux professionnels de la santé, notamment les aides-soignants, de développer des compétences spécifiques et d'accéder à des rôles plus techniques et valorisants. S'engager dans une carrière en orthopédie ouvre la voie à des **spécialisations passionnantes**, une **formation continue** indispensable pour rester à la pointe des innovations, et une **reconnaissance professionnelle** croissante au sein du secteur médical.

Spécialisation en orthopédie

L'orthopédie est un domaine vaste et complexe qui couvre à la fois la **chirurgie** et la **rééducation**, tout en nécessitant une prise en charge personnalisée des patients. Les aides-soignants, tout comme les autres professionnels de santé, peuvent choisir de se spécialiser dans différents aspects de cette discipline, en fonction de leurs intérêts et de leurs compétences.

Une première option de spécialisation concerne la **rééducation post-opératoire**. Les patients ayant subi des interventions comme des prothèses articulaires, des réparations ligamentaires ou des chirurgies de la colonne vertébrale ont besoin d'un suivi étroit lors de leur rééducation. Les aides-soignants peuvent se spécialiser dans l'accompagnement de ces patients, en travaillant en étroite collaboration avec les kinésithérapeutes et les médecins pour soutenir le rétablissement physique. Cette spécialisation nécessite une solide connaissance des techniques de mobilisation, des exercices de rééducation, et une compréhension approfondie des processus de guérison musculaire et articulaire.

Une autre voie de spécialisation est celle de l'**assistance en chirurgie orthopédique**. Les aides-soignants peuvent se former pour assister directement les chirurgiens en salle d'opération, en préparant le matériel, en assurant la stérilisation, et en veillant au bon déroulement des procédures. Dans ce rôle, l'aide-soignant devient un acteur clé dans l'équipe chirurgicale, participant aux interventions orthopédiques de pointe comme la chirurgie robotisée, les arthroplasties ou la pose de dispositifs prothétiques complexes.

Les aides-soignants peuvent également se tourner vers une spécialisation dans le **soin des plaies orthopédiques** et la gestion des **dispositifs orthopédiques** (plâtres, attelles, orthèses). Ces compétences spécifiques leur permettent de jouer un rôle crucial dans la surveillance des plaies post-opératoires, la gestion des complications éventuelles comme les infections, et l'accompagnement des patients dans la manipulation des dispositifs de stabilisation et de soutien.

Formation continue

Pour évoluer dans le domaine de l'orthopédie, la **formation continue** est essentielle. Les technologies évoluent rapidement, tout comme les techniques de soin et de rééducation. Les aides-soignants, qui souhaitent s'investir pleinement dans leur carrière, doivent donc se tenir informés des dernières avancées. Cela peut passer par des **formations spécialisées** qui permettent d'acquérir des compétences plus pointues ou de se familiariser avec les nouvelles technologies, comme la robotique chirurgicale ou l'imagerie 3D.

Les établissements hospitaliers et les centres de rééducation proposent souvent des **ateliers de formation** en interne, mais il existe également des formations externes certifiantes qui permettent aux professionnels de la santé de monter en compétences. Les technologies de santé connectée, par exemple, exigent une **adaptation rapide** des soignants, qui doivent apprendre à utiliser des outils numériques pour surveiller l'état de santé des patients en temps réel, ou pour ajuster les soins à domicile à partir des données collectées.

En parallèle, la **formation en ergonomie** devient de plus en plus pertinente pour les aides-soignants en orthopédie, car ils sont souvent confrontés à la gestion des patients à mobilité réduite. Savoir utiliser des aides techniques, comme les lève-personnes ou les chaises de transfert, et connaître les postures à adopter pour éviter les troubles musculo-squelettiques est indispensable pour travailler en toute sécurité tout en offrant les meilleurs soins aux patients.

Reconnaissance professionnelle

Les efforts pour se spécialiser et se former sont souvent récompensés par une **reconnaissance professionnelle** accrue. En orthopédie, comme dans d'autres domaines médicaux, cette reconnaissance se manifeste par des opportunités d'avancement de carrière, des responsabilités élargies et une plus grande autonomie dans la prise en charge des patients. Les aides-soignants spécialisés dans des domaines techniques, comme l'assistance en chirurgie ou la rééducation, peuvent se voir confier des rôles clés au sein des équipes médicales, devenant ainsi des référents pour leurs collègues ou des interlocuteurs privilégiés pour les patients.

De plus, la valorisation de la formation et de l'expérience permet à ces professionnels d'obtenir des **responsabilités élargies** dans la gestion des soins, le suivi des dispositifs médicaux ou la supervision des soins postopératoires. Certains aides-soignants, en fonction de leur formation et de leur expérience, peuvent accéder à des postes de **référents en soins orthopédiques**, assurant ainsi la coordination entre les différents professionnels de santé et la continuité des soins, que ce soit à l'hôpital ou à domicile.

Cette reconnaissance peut aussi passer par l'accès à des **certifications** spécifiques qui attestent de compétences avancées dans certains domaines de l'orthopédie. Ces certifications, parfois obtenues après des années d'expérience ou des formations supplémentaires, sont non seulement un gage de qualité pour l'employeur, mais également un moyen pour l'aide-soignant de valoriser ses compétences et d'accéder à des rôles mieux rémunérés et plus valorisants.

Enfin, avec l'évolution des besoins en matière de soins orthopédiques, la **demande pour des professionnels qualifiés** ne cesse d'augmenter, ce qui offre aux aides-soignants spécialisés une plus grande **sécurité d'emploi** et de meilleures perspectives d'évolution. Ils deviennent des acteurs indispensables dans la chaîne de soins orthopédiques, tant à l'hôpital que dans les centres de rééducation ou les services de soins à domicile.

- **L'avenir de la rééducation et du suivi orthopédique à distance** : Le rôle de la télémédecine et des applications de suivi

L'**avenir de la rééducation et du suivi orthopédique** est en train de connaître une transformation majeure grâce aux avancées de la **télémédecine** et des **applications de suivi à distance**. Ces innovations technologiques ouvrent de nouvelles perspectives pour les patients, les soignants et les professionnels de santé en rendant la rééducation plus accessible, plus personnalisée et plus réactive. À travers des dispositifs connectés, des consultations à distance et des applications de suivi, il devient possible de superviser la progression des patients, d'ajuster les traitements en temps réel et de renforcer l'accompagnement, même après la sortie de l'hôpital ou du centre de rééducation. Le rôle de la télémédecine et des outils numériques est donc appelé à devenir central dans l'avenir de la prise en charge orthopédique.

La télémédecine : consultation et rééducation à distance

La **télémédecine**, qui permet aux patients de consulter des professionnels de santé à distance via des plateformes numériques, a pris un essor considérable dans le domaine orthopédique. Elle s'est révélée particulièrement utile pour les patients qui vivent dans des zones rurales ou éloignées, ou pour ceux qui ont des difficultés à se déplacer à cause de leur état physique. Grâce aux consultations à distance, les patients peuvent bénéficier d'un suivi régulier sans avoir à se rendre fréquemment dans un établissement de soins.

Dans le cadre de la **rééducation orthopédique**, la télémédecine permet d'accompagner les patients tout au long de leur processus de guérison. Les kinésithérapeutes et les médecins peuvent suivre à distance l'évolution du patient, corriger ses exercices, et ajuster les protocoles de rééducation en fonction des progrès observés. Les consultations par vidéo permettent aux praticiens de voir comment le patient effectue ses mouvements, de détecter d'éventuelles erreurs de posture, et d'intervenir rapidement pour éviter des complications ou des mauvaises habitudes.

La **flexibilité** offerte par la télémédecine est un atout pour les patients. Ils peuvent planifier leurs séances de suivi en fonction de leur emploi du temps, réduire les temps de transport, et continuer leur rééducation dans le confort de leur domicile. Cette accessibilité accrue encourage également une **meilleure observance** des programmes de rééducation, car les patients sont moins susceptibles de manquer des rendez-vous ou d'interrompre leur traitement en raison de contraintes logistiques.

Applications de suivi et dispositifs connectés

Les **applications de suivi orthopédique** et les **dispositifs connectés** sont en plein essor et transforment la manière dont les professionnels de santé et les patients interagissent avec le processus de rééducation. Ces outils permettent de **collecter des données en temps réel** sur la mobilité, les mouvements et les performances du patient, offrant une vue précise de son état de santé à tout moment.

Par exemple, des **prothèses intelligentes** ou des capteurs intégrés dans des orthèses peuvent mesurer la fréquence et l'amplitude des mouvements d'un membre, permettant ainsi au kinésithérapeute d'ajuster les exercices ou de détecter d'éventuels signes de fatigue ou de complications. Ces technologies fournissent des **données objectives** et quantitatives sur les progrès du patient, ce qui permet une personnalisation encore plus précise de la rééducation.

Les **applications mobiles** offrent quant à elles une plateforme d'interaction entre les patients et les professionnels de santé. Elles permettent au patient de suivre ses progrès, de recevoir des rappels pour effectuer ses exercices, et de consigner ses ressentis après chaque séance. Ces applications peuvent également intégrer des vidéos ou des tutoriels pour rappeler les bons gestes à effectuer, garantissant ainsi que le patient respecte correctement les consignes. Pour les soignants, ces plateformes offrent un accès immédiat aux données du patient, ce qui facilite un suivi continu et réactif, même à distance.

Personnalisation et réactivité du suivi

L'un des principaux avantages des **applications de suivi à distance** est la **personnalisation** du traitement. Grâce à la télémédecine et aux dispositifs connectés, les professionnels de santé peuvent ajuster les programmes de rééducation en fonction des données collectées en temps réel. Si un patient rencontre des difficultés avec un exercice spécifique, le programme peut être modifié sans attendre la prochaine consultation en présentiel. Cette réactivité permet de corriger rapidement les problèmes, d'améliorer l'efficacité des soins, et de réduire le risque de complications ou de stagnation dans la récupération.

Les applications permettent également une **surveillance des signes d'alerte**, comme la douleur, la diminution de la mobilité ou l'apparition de gonflements. Les patients peuvent signaler ces symptômes directement via l'application, et les professionnels de santé peuvent réagir rapidement en ajustant le traitement ou en demandant une consultation en présentiel si nécessaire. Cette surveillance continue améliore la sécurité du patient en permettant une **intervention précoce** en cas de problème, tout en renforçant la **confiance** du patient dans le processus de rééducation.

Rôle des aides-soignants et des kinésithérapeutes

Dans ce contexte, le rôle des **aides-soignants** et des **kinésithérapeutes** évolue également. Ces professionnels deviennent des **interlocuteurs clés** dans l'accompagnement des patients à travers la technologie. Ils doivent non seulement maîtriser ces outils numériques, mais aussi aider les patients à les intégrer dans leur quotidien, notamment pour ceux qui sont moins familiers avec les nouvelles technologies.

Les aides-soignants peuvent jouer un rôle important dans la **formation** des patients à l'utilisation des applications ou des dispositifs connectés, en leur expliquant comment suivre leurs progrès, signaler les complications, ou ajuster leurs exercices en fonction des consignes. Ils sont également là pour encourager les patients à rester **engagés et motivés** dans leur rééducation, malgré la distance, en renforçant la relation de confiance entre le patient et l'équipe soignante.

Les **kinésithérapeutes**, quant à eux, bénéficient des données collectées via ces technologies pour affiner et personnaliser les programmes de rééducation. Grâce aux capteurs, ils peuvent évaluer de manière plus précise l'efficacité des exercices et ajuster les mouvements pour maximiser les résultats.

Limites et enjeux de la télémédecine en orthopédie

Bien que les avantages de la télémédecine et des applications de suivi soient nombreux, certains **défis** persistent. Tous les patients ne sont pas à l'aise avec la technologie, en particulier les personnes âgées ou celles ayant des difficultés d'accès aux outils numériques. Il est donc crucial de garantir que ces innovations restent **inclusives** et accessibles à tous.

De plus, certains aspects de la rééducation orthopédique nécessitent une prise en charge en **présentiel**, notamment lors des premières phases post-opératoires ou pour des interventions spécifiques qui demandent un toucher physique ou des manipulations que seule une présence directe peut fournir.

Chapitre 9

Situations d'urgence en orthopédie : préparation et réactivité

- **Reconnaître les signes d'urgence orthopédique** : Complications postopératoires, embolies, infections sévères, décompensations cardiorespiratoires

Reconnaître les **signes d'urgence orthopédique** est crucial pour assurer une prise en charge rapide et efficace des complications postopératoires ou des situations graves qui peuvent survenir chez les patients après une intervention chirurgicale ou un traumatisme. Que ce soit à domicile ou en milieu hospitalier, il est essentiel pour les soignants, les patients et leurs proches d'identifier les **complications postopératoires**, les **embolies**, les **infections sévères**, et les **décompensations cardiorespiratoires**, qui constituent des urgences médicales nécessitant une intervention immédiate. Une détection précoce de ces signes permet de réagir rapidement, évitant ainsi des conséquences potentiellement graves, voire fatales.

Complications postopératoires

Les **complications postopératoires** sont variées, mais certaines d'entre elles exigent une attention particulière en raison du risque élevé pour la santé du patient. Parmi les signes d'urgence, les **saignements importants** ou persistants sont à surveiller de près. Une légère exsudation de sang au niveau de la cicatrice peut être normale juste après l'intervention, mais un **saignement abondant**, non contrôlé par les pansements et s'accompagnant de faiblesse, de pâleur ou de vertiges, peut être le signe d'une **hémorragie interne** ou d'un problème de cicatrisation. Ce type de complication nécessite une intervention d'urgence pour éviter un choc hémorragique, qui peut être fatal.

Les **dérèglements de la cicatrisation** sont également des complications fréquentes après une chirurgie orthopédique. Une **ouverture de la cicatrice** ou un écoulement important de liquide peut être un signe alarmant, indiquant une mauvaise cicatrisation ou une **infection** plus profonde. Si la cicatrice devient rouge, gonflée, chaude au toucher, ou si du pus apparaît, cela suggère une **infection locale sévère**, nécessitant un traitement antibiotique d'urgence, voire une reprise chirurgicale pour drainer l'infection.

Embolies

Les **emboles** constituent une autre urgence orthopédique majeure, notamment après des interventions sur les membres inférieurs comme une prothèse de hanche ou de genou. Les patients alités ou à mobilité réduite sont particulièrement exposés au risque de **thrombose veineuse profonde** (TVP), qui peut entraîner une **embolie pulmonaire** si un caillot de sang se déplace vers les poumons. Les signes avant-coureurs d'une TVP incluent un **gonflement douloureux** d'un mollet ou d'une cuisse, accompagné de rougeur et d'une chaleur localisée. Si le patient présente une douleur aiguë dans la poitrine, une **difficulté à respirer**, des battements cardiaques irréguliers ou une **sensation d'étouffement**, cela peut indiquer une embolie pulmonaire, une urgence médicale absolue qui nécessite un transfert immédiat à l'hôpital pour des traitements anticoagulants ou une intervention chirurgicale.

La **prévention des embolies** repose sur une mobilisation précoce, l'utilisation de bas de contention et de médicaments anticoagulants. Toutefois, en cas de doute, même avec ces mesures préventives, il est indispensable d'agir rapidement face aux signes alarmants.

Infections sévères

Les **infections sévères**, notamment les **infections profondes** comme l'ostéomyélite (infection de l'os) ou l'infection d'une prothèse, sont des complications graves qui peuvent apparaître après une chirurgie orthopédique. Les premiers signes d'une infection sévère incluent une **fièvre élevée** (au-dessus de 38°C), des frissons, une **douleur localisée croissante** autour de l'articulation opérée, et une **rougeur qui s'étend** au-delà de la cicatrice. Un **écoulement purulent**(pus) au niveau de la plaie chirurgicale ou une chaleur marquée autour de l'articulation sont également des signes d'infection profonde nécessitant un traitement antibiotique immédiat et, dans certains cas, une nouvelle intervention chirurgicale pour nettoyer la zone infectée.

Les **patients avec des prothèses articulaires** sont particulièrement à risque, car une infection au niveau de l'implant peut entraîner la nécessité de le retirer, ce qui complique considérablement la récupération. Un diagnostic et une prise en charge précoces sont essentiels pour éviter ces complications majeures.

Décompensations cardiorespiratoires

Les **décompensations cardiorespiratoires** sont des urgences fréquentes chez les patients opérés, surtout si ceux-ci souffrent déjà de maladies chroniques comme l'hypertension ou l'insuffisance cardiaque. Une **détérioration brutale de l'état respiratoire**, avec une **essoufflement soudain**, des douleurs thoraciques ou des **palpitations**, doit toujours être considérée comme un signe d'alerte. Cela peut résulter d'une **embolie pulmonaire**, d'un **œdème pulmonaire** ou d'un **infarctus du myocarde**, autant de situations nécessitant une intervention immédiate.

Un **essoufflement accompagné d'un gonflement des jambes** peut indiquer une **insuffisance cardiaque aiguë**, tandis qu'un **pouls rapide et irrégulier**, associé à une douleur thoracique, peut signaler un infarctus. Les aides-soignants et les proches doivent être vigilants quant à ces symptômes, surtout si le patient présente des antécédents cardiovasculaires. Une surveillance rigoureuse des constantes vitales, comme la fréquence cardiaque et la saturation en oxygène, est essentielle dans les premiers jours post-opératoires, en particulier pour les patients à risque.

- **La gestion des urgences traumatiques en orthopédie** :
  Fractures ouvertes, luxations sévères, écrasements osseux

La **gestion des urgences traumatiques en orthopédie**, qu'il s'agisse de fractures ouvertes, de luxations sévères ou d'écrasements osseux, constitue une priorité dans les soins d'urgence en raison de la gravité des blessures et des risques de complications. Ces traumatismes, souvent liés à des accidents de la route, des chutes ou des blessures industrielles, exigent une intervention rapide et coordonnée pour minimiser les dommages, prévenir les infections, et restaurer la fonctionnalité des membres affectés. Chaque type de lésion présente des particularités et des défis spécifiques qui requièrent une prise en charge adaptée et rigoureuse.

Fractures ouvertes : urgence absolue

Les **fractures ouvertes**, aussi appelées fractures exposées, se produisent lorsque l'os brisé perce la peau ou lorsqu'une blessure externe communique avec la fracture. Ce type de traumatisme est une urgence orthopédique majeure en raison du **risque élevé d'infection**, en particulier si des débris ou des germes pénètrent dans la plaie. Une gestion rapide et efficace est cruciale pour prévenir l'infection, réduire les risques de complications à long terme et favoriser une récupération optimale.

La **prise en charge initiale** des fractures ouvertes consiste avant tout à stabiliser la fracture et à protéger la plaie. L'immobilisation de la zone touchée est essentielle pour éviter d'aggraver la blessure. Si le patient présente des signes de choc, comme un pouls rapide, une peau pâle ou moite, ou une baisse de la conscience, la priorité est de maintenir la stabilité hémodynamique en contrôlant les saignements et en administrant des fluides intraveineux si nécessaire.

En parallèle, il est crucial de **prévenir l'infection** par une couverture rapide de la plaie avec des pansements stériles et l'administration d'antibiotiques dès que possible. Le patient doit être conduit d'urgence en salle d'opération pour un **débridement**

chirurgical (nettoyage de la plaie et retrait des tissus nécrotiques ou contaminants) et une réduction de la fracture. Dans certains cas, une fixation externe temporaire peut être utilisée pour stabiliser la fracture avant une intervention chirurgicale définitive, particulièrement si la plaie est contaminée ou en cas de risque élevé d'infection.

Luxations sévères : réduction et stabilisation

Les **luxations sévères** sont des urgences orthopédiques qui surviennent lorsque deux extrémités osseuses quittent leur alignement normal au niveau d'une articulation, entraînant une perte totale de contact entre les surfaces articulaires. Les luxations peuvent toucher plusieurs articulations, mais celles de l'épaule, du coude, de la hanche et du genou sont les plus fréquentes et les plus graves. Les luxations sévères sont souvent associées à des **lésions des tissus mous**, comme les ligaments, les tendons ou les nerfs, et nécessitent une **réduction immédiate** pour éviter des lésions permanentes.

Dans un contexte d'urgence, la priorité est de **réduire la luxation** le plus rapidement possible, c'est-à-dire de replacer les os dans leur position normale. Cette réduction doit être réalisée avec prudence pour éviter d'endommager davantage les structures environnantes, notamment les nerfs et les vaisseaux sanguins. Avant la réduction, une évaluation clinique complète est nécessaire pour vérifier la **circulation sanguine** et la **fonction nerveuse** dans la région touchée. Une absence de pouls distal ou une perte de sensation peut indiquer une compression vasculaire ou nerveuse, rendant la situation encore plus critique.

Une fois la luxation réduite, une **immobilisation** temporaire est souvent nécessaire pour éviter une nouvelle luxation et permettre la guérison des tissus mous. L'imagerie, comme la radiographie ou l'IRM, permet de confirmer le bon repositionnement des os et de détecter les éventuelles lésions associées, comme des fractures ou des déchirures ligamentaires. Un suivi de la rééducation est essentiel pour restaurer la mobilité de l'articulation et prévenir les récidives.

Écrasements osseux : risques complexes et prise en charge spécialisée

Les **écrasements osseux** résultent d'un traumatisme de haute énergie, où l'os est soumis à une force intense qui le déforme, le fracture ou l'écrase, souvent en plusieurs fragments. Ces traumatismes sont particulièrement graves, car ils impliquent non seulement l'os, mais aussi les tissus mous, les muscles, les nerfs et les vaisseaux sanguins environnants. Les **écrasements** surviennent fréquemment lors d'accidents industriels ou de chutes de grande hauteur, et leur prise en charge est complexe.

La **première priorité** dans la gestion des écrasements est de **stabiliser le patient** et de prévenir les complications systémiques, comme le **syndrome des loges**. Ce syndrome, qui peut survenir après un traumatisme sévère, résulte d'une pression excessive dans un compartiment musculaire fermé, entraînant une compression des vaisseaux sanguins et des nerfs. Si le syndrome des loges n'est pas traité rapidement par une **fasciotomie** (incision de la peau et du fascia pour soulager la pression), il peut provoquer une ischémie et une nécrose des muscles, conduisant à des lésions irréversibles ou à l'amputation.

L'imagerie radiologique est essentielle pour évaluer l'étendue des dommages osseux et planifier l'intervention chirurgicale. Dans les cas d'écrasement, il est souvent nécessaire de réaliser une **fixation interne ou externe** des os avec des plaques, des vis ou des tiges pour stabiliser les fragments osseux et permettre une guérison progressive. Parfois, une greffe osseuse peut être nécessaire si une partie de l'os est trop endommagée pour guérir naturellement.

Outre la stabilisation de l'os, la prise en charge des **tissus mous** est primordiale. Les écrasements entraînent souvent des lésions cutanées et musculaires importantes, qui augmentent le risque d'infection et de nécrose. Le traitement des plaies, le débridement, et les soins de soutien (comme les greffes de peau) sont essentiels pour prévenir les complications et favoriser la récupération.

- **Collaboration interdisciplinaire en situation d'urgence** : Rôle de l'aide-soignant dans l'organisation des soins d'urgence

La **collaboration interdisciplinaire en situation d'urgence** est essentielle pour assurer une prise en charge rapide, efficace et coordonnée des patients, notamment dans des contextes critiques comme les urgences orthopédiques. Chaque membre de l'équipe soignante joue un rôle spécifique dans cette dynamique, et l'**aide-soignant** est un acteur clé dans l'organisation des soins d'urgence. Bien que ses tâches soient souvent considérées comme techniques ou de soutien, l'aide-soignant participe activement à la fluidité des interventions, à la prise en charge initiale du patient, et à la coordination entre les différents professionnels de santé. Son rôle est fondamental pour garantir une **prise en charge globale** et la bonne gestion du flux de travail en situation critique.

Accueil et évaluation initiale

Lorsqu'un patient arrive aux urgences en situation critique, qu'il s'agisse d'une fracture ouverte, d'une luxation sévère ou d'un traumatisme orthopédique majeur, la **première évaluation** et l'**accueil initial** sont souvent assurés par l'aide-soignant. Il est en première ligne pour **évaluer l'état général** du patient, observer les signes vitaux, et détecter immédiatement les signes de détresse ou de choc. L'aide-soignant réalise ainsi une **surveillance clinique** attentive : vérification du pouls, de la pression artérielle, du niveau de conscience, de la fréquence respiratoire, et évaluation rapide des blessures visibles. Ce premier contact avec le patient est déterminant pour organiser la suite des soins.

Si un patient présente des signes de choc, une douleur intense ou des complications évidentes (comme une hémorragie ou une déformation articulaire sévère), l'aide-soignant alerte immédiatement l'équipe médicale pour prioriser la prise en charge. La capacité à **identifier les situations à risque** et à anticiper les besoins est primordiale pour assurer une transition fluide vers les interventions plus spécifiques, que ce soit pour l'imagerie, la réanimation ou la chirurgie.

Gestion du flux de soins et coordination

L'un des rôles essentiels de l'aide-soignant en situation d'urgence est de participer activement à l'**organisation des soins**en collaborant avec les infirmiers, les médecins, les chirurgiens, et les autres membres de l'équipe. L'urgence impose souvent une coordination rapide et sans faille entre ces différents intervenants pour que le patient reçoive les soins appropriés dans les meilleurs délais.

L'aide-soignant intervient pour préparer le patient aux **examens d'imagerie** (radiographies, scanner, IRM), en veillant à le transporter en toute sécurité, à maintenir son immobilisation si nécessaire, et à s'assurer que l'équipe de radiologie est prête à le recevoir. De plus, il assure la **transmission d'informations clés** au reste de l'équipe soignante. Cela inclut la communication des signes vitaux, la description des blessures observées, ainsi que tout signe de détérioration de l'état du patient. Cette circulation de l'information entre les différents acteurs est fondamentale pour éviter les retards ou les malentendus dans le processus de soins.

En tant que **pivot de l'organisation logistique**, l'aide-soignant gère également les transferts internes : de la salle de tri à la salle d'opération, en passant par les zones de surveillance ou de soins intensifs. Il est crucial que ce transfert se fasse dans les meilleures conditions, garantissant la **continuité des soins** tout en veillant au confort et à la sécurité du patient.

Préparation du matériel et assistance technique

En situation d'urgence, l'aide-soignant joue également un rôle central dans la **préparation du matériel** nécessaire à la prise en charge immédiate des patients. Lorsqu'une intervention chirurgicale ou une réduction d'urgence est requise, l'aide-soignant s'assure que la salle d'opération est prête, que le matériel de stérilisation est disponible, et que les dispositifs nécessaires (comme les attelles, plâtres ou équipements de fixation) sont prêts à être utilisés.

De plus, lors d'interventions orthopédiques critiques, comme la **réduction d'une luxation** ou la stabilisation d'une fracture, l'aide-soignant assiste le chirurgien ou le médecin en manipulant le patient avec soin, en maintenant l'immobilisation, ou en appliquant des bandages et des attelles après la procédure. Cette assistance technique, bien que discrète, est essentielle pour garantir la sécurité du patient et la réussite des interventions.

Soutien psychologique et gestion de la douleur

L'aspect humain du rôle de l'aide-soignant est particulièrement important en situation d'urgence. Les patients arrivant aux urgences avec des blessures graves sont souvent confrontés à un **stress intense**, à une **peur de l'inconnu** et à des **douleurs sévères**. L'aide-soignant, par son approche empathique et bienveillante, est souvent le premier à entrer en contact avec eux et joue un rôle essentiel en **apaisant leur anxiété**.

En prodiguant des soins de base et en rassurant les patients, il permet de créer un environnement plus serein, indispensable à la prise en charge médicale. Par ailleurs, l'aide-soignant veille à la **gestion initiale de la douleur,** en administrant les premiers antalgiques prescrits par les médecins ou en mettant en place des méthodes non pharmacologiques de soulagement, comme la **surélévation d'un membre**, l'application de glace ou des techniques de respiration pour aider le patient à tolérer la douleur.

Collaboration et anticipation des besoins

Le succès de la gestion des urgences en orthopédie repose largement sur la **collaboration interdisciplinaire**, et l'aide-soignant est l'un des **maillons centraux** de cette chaîne. Sa capacité à travailler de manière coordonnée avec des professionnels de différentes spécialités – chirurgiens, radiologues, anesthésistes, et infirmiers – est essentielle pour garantir une prise en charge optimale du patient.

L'aide-soignant se doit d'**anticiper les besoins** des équipes médicales en situation d'urgence. Par exemple, il peut préparer à l'avance le matériel de réanimation si l'état du patient se dégrade, ou veiller à ce que des équipements supplémentaires soient disponibles en cas de complications. Cette anticipation et cette réactivité permettent à l'équipe soignante de se concentrer sur les décisions médicales critiques sans avoir à gérer les aspects logistiques en temps réel.

- **Communication rapide et efficace en cas d'urgence** : Transmettre les informations cruciales aux infirmiers et médecins

En cas d'urgence, une **communication rapide et efficace** est cruciale pour assurer la sécurité du patient et permettre une prise en charge optimale. Dans ces moments critiques, la transmission d'informations précises et pertinentes aux **infirmiers et médecins** doit se faire sans délai ni confusion. Pour que cette communication soit efficace, l'aide-soignant doit savoir **hiérarchiser les informations** importantes, utiliser un langage clair et concis, et être capable de **coordonner les équipes** autour d'un objectif commun : stabiliser le patient et prévenir toute aggravation de son état.

Hiérarchisation des informations

Lors d'une urgence, l'aide-soignant est souvent le **premier à être en contact** avec le patient et à recueillir des informations cruciales sur son état. Il est donc essentiel de pouvoir identifier rapidement les données les plus importantes à transmettre aux infirmiers et aux médecins, afin de guider les premières décisions cliniques.

Les éléments prioritaires à communiquer incluent :

- Les **signes vitaux** (pouls, tension artérielle, fréquence respiratoire, saturation en oxygène).
- Les **symptômes** soudains ou alarmants, tels que des douleurs aiguës, une difficulté à respirer, une perte de conscience, ou des signes de choc (peau moite, confusion, pouls filant).
- Toute **altération de l'état général** (pâleur soudaine, transpiration excessive, vertiges).
- La **nature de la blessure** ou du traumatisme, notamment en orthopédie : présence d'une fracture ouverte, d'une déformation articulaire, ou d'un gonflement anormal.
- Les informations sur des antécédents médicaux immédiats (allergies, traitements en cours, pathologies chroniques).

Cette **hiérarchisation** des informations permet aux soignants de se concentrer sur les éléments clés et de prendre les décisions appropriées sans perdre de temps sur des détails secondaires.

Utilisation d'un langage clair et concis

Dans un contexte d'urgence, il est impératif de transmettre les informations de manière **claire, concise et structurée**. L'aide-soignant doit se concentrer sur l'essentiel et éviter les descriptions trop détaillées ou dispersées qui pourraient retarder la compréhension de la situation par les infirmiers ou les médecins.

L'utilisation de **protocoles de communication standardisés**, comme le **SBAR** (Situation, Background, Assessment, Recommendation), peut être très efficace :

- **Situation** : Décrire en quelques mots la situation actuelle. Par exemple : « Patient de 68 ans, chute avec fracture ouverte du tibia ».
- **Background** (contexte) : Fournir des informations médicales de base, telles que les antécédents médicaux pertinents ou les traitements en cours. Ex : « Diabétique, traité par anticoagulants ».
- **Assessment** (évaluation) : Donner une évaluation de l'état actuel du patient, notamment les signes vitaux et les observations immédiates. Ex : « Pouls 110, tension artérielle 90/50, saturation à 88 % ».
- **Recommendation** (recommandation) : Proposer une action ou un besoin immédiat. Ex : « Nécessite une évaluation urgente et prise en charge chirurgicale ».

Cette approche permet d'éviter toute confusion, d'aller directement à l'essentiel et d'assurer une compréhension immédiate par les équipes médicales, même dans des situations stressantes où chaque seconde compte.

Adaptation du message en fonction de l'audience

Il est également important pour l'aide-soignant de savoir **adapter le niveau de détail** des informations en fonction des interlocuteurs. Par exemple, en communiquant avec un infirmier, l'accent peut être mis sur des informations concernant les soins immédiats, comme la surveillance des signes vitaux ou la gestion de la douleur. En revanche, lors d'une communication avec un médecin, des éléments plus techniques ou médicaux (comme les antécédents chirurgicaux ou les complications possibles) peuvent être soulignés.

L'objectif est de donner à chaque membre de l'équipe **les informations nécessaires** à sa fonction spécifique, sans surcharger de détails qui ne sont pas immédiatement pertinents pour eux.

Transmission des informations en continu

Une **communication en temps réel** est primordiale lors d'une situation d'urgence. L'état d'un patient peut évoluer rapidement, et il est essentiel de maintenir les médecins et les infirmiers informés de **chaque changement significatif**. L'aide-soignant doit donc être attentif aux évolutions cliniques du patient, telles qu'une détérioration des signes vitaux, l'apparition de nouvelles douleurs, ou une perte de conscience.

Cette transmission continue d'informations permet aux équipes médicales de réajuster les soins en fonction de l'évolution de la situation. Elle est particulièrement importante lors des **transferts de responsabilité** entre les différents soignants (par exemple, lors du passage du service des urgences à la salle d'opération), afin d'assurer une prise en charge ininterrompue et cohérente.

Collaboration et coordination

Dans une situation d'urgence, l'aide-soignant joue également un rôle dans la **coordination** des équipes médicales, en assurant la **circulation fluide des informations** entre les différents intervenants. Il peut être amené à servir de **liaison**entre plusieurs équipes (radiologie, chirurgie, réanimation), en transmettant les informations nécessaires pour préparer la prise en charge suivante.

La capacité de l'aide-soignant à **communiquer clairement** et à **organiser le flux d'informations** est cruciale pour garantir une action rapide et coordonnée, évitant ainsi des retards potentiellement dangereux. En gardant une vision d'ensemble des événements, il aide à **synchroniser les interventions** et à faire en sorte que chaque membre de l'équipe soit informé de l'évolution du patient et des soins en cours.

Chapitre 10

Conclusion et encouragements aux futurs aide-soignants

- **L'importance de la vocation et du service aux autres** :

Pourquoi choisir de devenir aide-soignant en orthopédie

Choisir de devenir **aide-soignant en orthopédie** repose souvent sur un profond sens de la **vocation** et une volonté sincère de se mettre au **service des autres**. Ce métier va bien au-delà des simples compétences techniques : il est fondé sur des valeurs humaines fortes, comme l'empathie, l'écoute et l'accompagnement. Dans le domaine de l'orthopédie, les patients font face à des blessures, des interventions chirurgicales ou des maladies qui affectent leur mobilité et leur autonomie, des éléments essentiels à la qualité de vie. L'aide-soignant devient alors un **pilier de soutien**, non seulement pour le rétablissement physique du patient, mais aussi pour son bien-être psychologique et moral. Travailler en tant qu'aide-soignant en orthopédie, c'est choisir de se consacrer à ceux qui traversent une période de vulnérabilité et les aider à retrouver leur autonomie, leur dignité et leur confiance en eux.

Le soin des plus vulnérables : une mission quotidienne

L'une des raisons principales pour lesquelles une personne choisit de devenir **aide-soignant**, et plus particulièrement en orthopédie, est l'opportunité d'aider les patients dans des moments de fragilité. Les patients en orthopédie sont souvent confrontés à des situations de **perte d'autonomie** après une fracture, une prothèse articulaire ou un traumatisme qui peut les empêcher de réaliser les gestes simples du quotidien, comme se lever, marcher ou même s'habiller. Dans ces moments, l'aide-soignant devient une **présence essentielle**, apportant à la fois un soutien physique et psychologique.

Cette proximité avec le patient permet à l'aide-soignant de jouer un rôle clé dans la **réhabilitation**. En accompagnant les patients lors des premiers mouvements après une opération, en les aidant à effectuer leurs exercices de rééducation, ou en s'assurant qu'ils prennent soin de leur plaie chirurgicale, l'aide-soignant contribue directement à leur guérison. C'est un travail gratifiant, où chaque petite amélioration du patient devient une victoire partagée.

L'empathie et l'écoute : des qualités essentielles

Dans un métier où le contact humain est constant, **l'empathie** et **l'écoute** sont des qualités essentielles. Les patients en orthopédie, qu'ils aient subi une intervention chirurgicale ou qu'ils soient en rééducation après un accident, sont souvent inquiets, frustrés ou anxieux face à la douleur ou à la perte temporaire de leur mobilité. L'aide-soignant joue un rôle crucial en apportant une **écoute bienveillante**, en rassurant le patient, et en étant une source constante de soutien moral.

C'est en partie ce côté humain qui attire les personnes vers cette carrière. Être aide-soignant en orthopédie permet de nouer des **liens profonds** avec les patients, d'apporter un réconfort dans les moments difficiles, et de devenir un repère stable pour eux dans le parcours de soins. Ce rôle dépasse largement les aspects techniques du métier : c'est une relation d'accompagnement, où l'on prend soin de l'autre avec **compassion** et **respect**.

L'importance de la collaboration

Travailler en orthopédie signifie aussi faire partie d'une **équipe interdisciplinaire** composée de médecins, de chirurgiens, de kinésithérapeutes et d'infirmiers. L'aide-soignant occupe une place centrale dans cette équipe en assurant un lien fluide entre les différents professionnels. Collaborer dans un environnement de soins orthopédiques permet d'apprendre chaque jour de ses collègues et d'évoluer dans un cadre où le travail en équipe est la clé de la réussite.

C'est cette **dimension collaborative** qui rend le travail d'aide-soignant si stimulant. On y développe des compétences variées, de la gestion des soins post-opératoires à l'assistance lors des rééducations, tout en apprenant à travailler en parfaite coordination avec les autres membres de l'équipe. Cette dynamique d'équipe renforce le sentiment de **service aux autres**, où chaque professionnel s'appuie sur l'autre pour offrir la meilleure prise en charge possible aux patients.

Une carrière tournée vers l'humain

L'aide-soignant en orthopédie ne se contente pas de réaliser des gestes techniques. Son rôle va bien au-delà, car il se consacre pleinement à l'**humain**. Il aide les patients à reprendre confiance en leur corps, à surmonter les défis liés à la douleur, et à accepter les limitations temporaires de leur mobilité. Chaque jour, il voit des patients progresser, passer de l'immobilité à la marche, de la dépendance à une autonomie retrouvée. Cela crée une immense **satisfaction personnelle**, car chaque geste, chaque parole encourageante contribue à la guérison et au bien-être du patient.

En choisissant cette voie, l'aide-soignant s'inscrit dans une logique de **soins holistiques**, où l'aspect humain du métier prime sur tout le reste. Il ne s'agit pas seulement de panser des plaies ou de surveiller les signes vitaux, mais aussi de prendre soin de l'individu dans sa globalité, en considérant son bien-être physique, mental et émotionnel.

La gratification de voir les progrès des patients

Une des plus grandes **gratifications** du métier d'aide-soignant en orthopédie est de voir l'impact direct de son travail sur la **récupération des patients**. En participant activement aux soins quotidiens, à la mobilisation et à la rééducation, l'aide-soignant assiste de près aux progrès du patient. Que ce soit le premier pas après une chirurgie de la hanche, la récupération de la flexion d'un genou après une prothèse, ou simplement le retour à une routine quotidienne, chaque étape franchie par le patient est une récompense pour l'aide-soignant.

Cette progression visible donne un sens profond au travail, renforçant l'idée que l'aide apportée a une réelle valeur. Voir des patients quitter l'hôpital ou le centre de rééducation avec un sourire et une nouvelle autonomie est une expérience extrêmement gratifiante. Cela rappelle chaque jour pourquoi la **vocation de soigner** est si essentielle dans ce métier.

- **Les défis et les gratifications du quotidien** : Savoir surmonter les difficultés tout en se nourrissant des victoires

Les **défis et les gratifications** du quotidien dans le métier d'aide-soignant, en particulier en orthopédie, façonnent l'expérience professionnelle d'une manière unique. Chaque jour, les soignants sont confrontés à des situations complexes, où la douleur, la perte de mobilité et l'inquiétude des patients exigent une attention et une résilience constantes. Cependant, ces défis sont contrebalancés par de nombreuses gratifications qui viennent rappeler le sens profond de ce métier : aider les autres à retrouver leur autonomie, leur bien-être et leur confiance en eux.

Surmonter les défis quotidiens

Être aide-soignant signifie avant tout s'engager dans un **travail physique et émotionnel** intense. En orthopédie, les patients se trouvent souvent dans des états de vulnérabilité extrême, que ce soit après une chirurgie, une fracture ou une immobilisation prolongée. Les soignants doivent les assister dans des actes du quotidien qui semblent banals pour une personne en bonne santé, mais qui deviennent des **épreuves considérables** pour les patients immobilisés : se lever, marcher, se laver ou même simplement se retourner dans le lit.

Cette réalité expose l'aide-soignant à plusieurs types de défis. Le premier est la **gestion de la douleur des patients**. Les blessures orthopédiques ou les interventions chirurgicales peuvent engendrer des douleurs vives et prolongées, ce qui impacte non seulement le bien-être physique des patients, mais aussi leur moral. Il est fréquent que ces derniers se sentent frustrés, voire découragés, face à des progrès lents ou à des douleurs persistantes. Pour l'aide-soignant, il s'agit de savoir **rester patient**, de trouver les mots justes pour encourager et de soutenir les patients dans ces moments difficiles, tout en veillant à leur confort physique et émotionnel.

Le deuxième défi majeur est la **charge physique** que représente ce métier. Mobiliser des patients, les aider à se lever ou à se déplacer demande non seulement des compétences techniques, mais aussi une endurance et une vigilance constantes pour éviter de se blesser soi-même ou d'aggraver l'état du patient. Les soignants doivent apprendre à maîtriser les gestes de manutention, à utiliser les aides techniques comme les lève-personnes et à gérer ces efforts physiques tout en restant attentifs aux besoins individuels des patients.

Enfin, il y a l'aspect **émotionnel**. Travailler avec des patients qui souffrent ou qui sont temporairement privés de leur autonomie peut être psychologiquement éprouvant. Il est parfois difficile de voir des personnes lutter quotidiennement contre la douleur ou les limitations physiques. Les aides-soignants doivent souvent trouver un **équilibre émotionnel**, sachant faire preuve de compassion tout en se protégeant de l'épuisement émotionnel. Cela demande une grande capacité à gérer le stress et les émotions.

Se nourrir des victoires quotidiennes

Malgré ces défis, ce métier offre une **profonde gratification**, car il permet d'accompagner des personnes dans leur rétablissement et de contribuer à améliorer leur qualité de vie. Les victoires, même les plus petites, sont des **sources de satisfaction immense** pour les aides-soignants. Voir un patient réussir à marcher à nouveau après une immobilisation prolongée, à se laver seul ou à réaliser des mouvements qu'il n'avait pas pu faire depuis des semaines ou des mois est une récompense inestimable. Chaque progrès, aussi minime soit-il, est le reflet d'un travail d'équipe et d'une attention bienveillante.

Le **lien humain** qui se crée avec les patients est également une forme de gratification. Les soignants sont souvent les premiers témoins des moments de doute, de peur ou de découragement des patients, mais ils sont aussi ceux qui assistent aux moments de **victoire et de soulagement**. Chaque sourire, chaque mot de remerciement, chaque geste de reconnaissance apporte une gratification personnelle qui donne du sens aux efforts fournis au quotidien.

Le métier d'aide-soignant permet de **tisser des liens forts** avec les patients, car il ne s'agit pas seulement de leur prodiguer des soins physiques, mais de les accompagner sur un chemin de guérison qui peut être long et semé d'embûches. Cette relation de confiance et de soutien mutuel est l'une des plus belles récompenses du métier.

Enfin, les gratifications ne viennent pas seulement des progrès visibles chez les patients, mais aussi de la **contribution à une équipe pluridisciplinaire**. L'aide-soignant collabore étroitement avec les médecins, les infirmiers et les kinésithérapeutes pour s'assurer que le patient reçoit les meilleurs soins possibles. Travailler en équipe, voir l'impact collectif des efforts et savoir que l'on a joué un rôle crucial dans la réhabilitation d'une personne est extrêmement valorisant.

Tirer de la force des difficultés

Ce métier enseigne à **transformer les défis en force**. Chaque jour apporte son lot de difficultés, mais ces difficultés poussent les soignants à développer des compétences essentielles : la résilience, l'empathie, l'écoute et la patience. En apprenant à surmonter les moments difficiles, les aides-soignants deviennent plus forts, plus compétents et plus confiants dans leur capacité à faire face aux situations complexes.

Les victoires des patients, aussi petites soient-elles, agissent comme un **puissant moteur de motivation**. Elles rappellent pourquoi l'on a choisi ce métier et apportent une satisfaction personnelle que peu de professions peuvent offrir. L'aide-soignant devient non seulement un acteur clé du rétablissement physique des patients, mais aussi un **soutien moral indispensable** dans leur processus de guérison.

- **Conseils pratiques pour les étudiants** : Astuces pour réussir ses stages, apprentissage et s'intégrer en équipe

Réussir ses **stages** et son **apprentissage** en tant qu'étudiant en soins, notamment en orthopédie, est une étape cruciale pour construire une carrière solide. Les stages offrent une opportunité précieuse de mettre en pratique les connaissances théoriques, d'acquérir des compétences techniques et de s'intégrer dans une **équipe de soins pluridisciplinaire**. Pour maximiser cette expérience, il est important d'adopter une attitude proactive, de rester ouvert à l'apprentissage, et de bien comprendre la dynamique de travail en équipe. Voici quelques **conseils pratiques** pour réussir vos stages et vous intégrer efficacement dans une équipe de soins.

1. Être proactif et poser des questions

L'un des meilleurs moyens de tirer le maximum de vos stages est de rester **proactif**. Ne vous contentez pas d'attendre que l'on vous confie des tâches : proposez votre aide, observez attentivement ce que font les soignants plus expérimentés et **demandez à participer** aux soins dès que possible. Cela vous permet d'acquérir de l'expérience pratique et de gagner en confiance.

N'ayez pas peur de **poser des questions**. Les professionnels de santé savent que vous êtes en phase d'apprentissage et seront souvent ravis de partager leur savoir. Si une situation vous paraît complexe, ou si vous ne comprenez pas une procédure, prenez l'initiative de demander des explications. Il est préférable de poser une question que de risquer une erreur en agissant sans être sûr. Montrer que vous êtes curieux et désireux d'apprendre est toujours apprécié.

2. Observer et apprendre des autres

L'observation est un outil puissant pour les étudiants en soins. En stage, vous serez souvent aux côtés d'aides-soignants, d'infirmiers et de médecins chevronnés. **Observez leur manière de travailler**, la façon dont ils interagissent avec les patients, comment ils gèrent les situations d'urgence, ou encore comment ils effectuent les gestes techniques. Cette observation active vous permet de développer une vision globale des soins et de comprendre les bonnes pratiques.

Prenez des notes, si nécessaire, pour vous rappeler des détails techniques ou des protocoles que vous ne maîtrisez pas encore. Ces notes vous seront utiles pour réviser vos connaissances en dehors des heures de stage et pour poser des questions aux soignants.

3. Bien se préparer à chaque journée de stage

La préparation est essentielle pour réussir vos stages. Avant chaque journée, prenez le temps de **réviser les notions théoriques** liées aux tâches que vous pourriez être amené à réaliser. Par exemple, si vous savez que vous allez passer la journée dans un service d'orthopédie, révisez les techniques de mobilisation des patients, les principes de l'immobilisation par attelle ou plâtre, ou encore la gestion de la douleur post-opératoire.

Arriver en stage **préparé** vous permettra non seulement d'être plus confiant dans vos actions, mais aussi de poser des questions plus pertinentes, ce qui montrera votre sérieux et votre professionnalisme.

4. Être attentif à la relation patient-soignant

La **relation patient-soignant** est au cœur du métier. Pendant votre stage, vous devez non seulement apprendre les gestes techniques, mais aussi observer et développer vos compétences relationnelles. **L'écoute, l'empathie, et le respect** sont essentiels pour établir un climat de confiance avec les patients, qui vivent souvent des moments difficiles sur le plan physique et émotionnel.

Lorsque vous interagissez avec les patients, soyez attentif à leur confort, à leurs besoins et à leurs inquiétudes. Prenez le temps d'expliquer ce que vous faites, même pour les gestes simples, et assurez-vous qu'ils se sentent en sécurité et compris. Un patient rassuré est plus enclin à coopérer, ce qui facilitera votre travail et vous permettra de mieux comprendre l'importance du **soin holistique**.

5. S'intégrer dans l'équipe : l'importance de la communication

S'intégrer dans une **équipe de soins** est une étape clé pour réussir votre stage. Chaque service fonctionne comme une équipe soudée où la communication est essentielle. En tant qu'étudiant, montrez-vous **respectueux et ouvert** envers tous les membres de l'équipe, qu'il s'agisse d'aides-soignants, d'infirmiers, de médecins ou de kinésithérapeutes.

Observer la dynamique d'équipe vous permet de mieux comprendre comment chacun contribue aux soins du patient et comment les rôles sont répartis. Prenez l'initiative de vous présenter à chaque membre de l'équipe dès votre arrivée et soyez ouvert à la collaboration. Si vous rencontrez des difficultés, n'hésitez pas à en parler à votre référent ou à demander des conseils aux autres professionnels.

La **communication claire** est également cruciale. Lorsque vous rapportez des informations sur un patient ou que vous avez terminé une tâche, faites-le savoir de manière concise et précise. L'équipe doit pouvoir compter sur vous pour transmettre les bonnes informations, que ce soit sur l'état d'un patient ou les soins effectués.

6. Gérer le stress et les émotions

Les stages en milieu hospitalier, en particulier en orthopédie, peuvent parfois être éprouvants sur le plan émotionnel. Vous serez confronté à des patients en souffrance, à des situations d'urgence, ou à des moments de découragement. Il est important de **gérer votre stress** et vos émotions pour rester efficace et serein dans ces situations.

Apprenez à **prendre du recul**. Si une situation vous affecte émotionnellement, n'hésitez pas à en parler à un tuteur ou à un membre de l'équipe. De plus, il est essentiel de bien prendre soin de vous, tant physiquement que mentalement, pour éviter le **burn-out** ou l'épuisement émotionnel. Adopter des pratiques de **gestion du stress**, comme la respiration profonde ou des moments de pause réguliers, peut vous aider à rester centré et à mieux surmonter les défis émotionnels que vous pourriez rencontrer.

7. Solliciter du feedback et s'adapter

Un bon stage est celui où vous **sollicitez régulièrement du feedback** sur votre travail. Demandez à vos référents et aux autres professionnels comment vous pourriez améliorer votre technique, votre approche ou votre comportement. Le feedback vous permet d'évoluer et de vous perfectionner, tout en montrant que vous êtes investi dans votre apprentissage.

Il est également important de savoir **s'adapter aux critiques** constructives. Ne prenez pas les remarques comme des reproches, mais comme une opportunité d'apprentissage. Cela vous aidera à développer vos compétences et à mieux comprendre les exigences du milieu médical.

- **L'orthopédie, une spécialité en constante évolution** : Garder une attitude d'apprentissage permanent

L'**orthopédie**, une spécialité médicale en constante évolution, exige des professionnels qu'ils adoptent une **attitude d'apprentissage permanent**. Les avancées technologiques, les nouvelles techniques chirurgicales et l'amélioration continue des traitements et des soins imposent à ceux qui travaillent dans ce domaine, qu'ils soient médecins, chirurgiens, kinésithérapeutes ou aides-soignants, de **se tenir à jour** pour offrir les meilleurs soins possibles aux patients.

Une spécialité en constante évolution

L'orthopédie a considérablement évolué au fil des décennies, avec des progrès majeurs dans les domaines de la **chirurgie robotisée**, de l'**imagerie 3D**, des **prothèses intelligentes**, ou encore des techniques mini-invasives. Ces innovations permettent de traiter des pathologies musculo-squelettiques de manière plus précise, plus efficace et moins invasive. Cependant, cette évolution rapide implique que les méthodes apprises au début d'une carrière peuvent rapidement devenir obsolètes si l'on ne s'engage pas dans un processus d'**apprentissage continu**.

En orthopédie, les découvertes en matière de biomatériaux, les nouvelles approches thérapeutiques pour la gestion de la douleur, et les techniques de rééducation avancée modifient constamment la manière dont les soins sont prodigués. Les professionnels doivent donc être **ouverts à l'adaptation** et **curieux d'apprendre** pour pouvoir intégrer ces innovations dans leurs pratiques quotidiennes.

Garder une attitude d'apprentissage permanent

Pour répondre aux exigences de cette spécialité, il est essentiel de maintenir une **attitude d'apprentissage continu** tout au long de sa carrière. Cela signifie non seulement rester informé des dernières avancées médicales, mais aussi participer régulièrement à des **formations** et des **ateliers spécialisés**. Ces formations peuvent concerner l'apprentissage de nouvelles techniques chirurgicales, la maîtrise des dispositifs technologiques modernes, ou encore la mise à jour des protocoles de rééducation.

L'**apprentissage par la pratique** joue également un rôle clé. Chaque patient étant différent, chaque situation orthopédique unique, il est crucial de **tirer des leçons** de chaque expérience clinique, que ce soit en salle d'opération, lors des consultations ou pendant les soins postopératoires. Les équipes de soins travaillent souvent en collaboration pour résoudre des problèmes complexes, et cette **dynamique interdisciplinaire** favorise l'apprentissage mutuel.

Intégrer la technologie dans sa pratique

Les innovations technologiques comme la chirurgie assistée par robot ou les prothèses intelligentes demandent une **adaptation constante**. Apprendre à manipuler de nouveaux équipements, à interpréter des données issues de dispositifs connectés, ou à ajuster les soins en fonction des nouvelles découvertes scientifiques fait partie intégrante du quotidien en orthopédie.

Les professionnels de santé doivent aussi s'adapter aux **technologies numériques**, telles que les plateformes de suivi à distance et les applications de télémédecine. Ces outils deviennent de plus en plus courants pour suivre les patients après une intervention et ajuster leur rééducation en temps réel. Savoir maîtriser ces outils et comprendre leur fonctionnement améliore non seulement la qualité des soins, mais renforce également l'interaction entre les soignants et les patients.

Développer l'auto-évaluation et le retour d'expérience

Adopter une attitude d'apprentissage permanent en orthopédie signifie également être capable de s'**auto-évaluer** et de solliciter des retours d'expérience. Cela peut passer par des discussions avec les collègues, l'observation des résultats post-opératoires ou la comparaison de pratiques avec d'autres professionnels lors de **congrès médicaux**. Cette démarche permet de rester critique face à ses propres pratiques, de repérer les marges d'amélioration et de perfectionner continuellement sa technique.

L'orthopédie est une spécialité qui demande également de savoir adapter ses méthodes au fil du temps en fonction des **retours des patients**. L'écoute attentive des retours sur la gestion de la douleur, le confort des prothèses ou les progrès en rééducation permet d'affiner la prise en charge et de personnaliser les soins pour chaque individu.